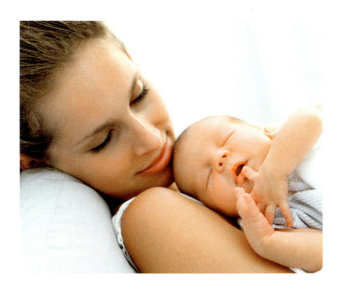

MÁRTA GUÓTH-GUMBERGER
ELIZABETH HORMANN

Stillen
So versorgen Sie Ihr Baby rundum gut

➤ Vom ersten Anlegen bis zum Abstillen
➤ Praktische Hilfe bei Problemen
➤ **Extra:** Babys Sprache besser verstehen

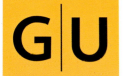

Inhalt

Ein Wort zuvor	5

Stillen als Weg — 7

Stillen – Nahrung und Bindung — 8

Eine Entscheidung reift — 8

Was Sie über das Stillen wissen sollten — 12
Vorbereitung auf das Stillen — 17

PRAXIS

Der Stillbeginn — 21

Die ersten Stunden mit dem Baby — 22

Eine tiefe Bindung entsteht — 22
Das erste Stillen — 23
Das Wochenbett beginnt — 26

Die ersten Tage — 28

Gleich richtig anfangen — 28
Stillhaltungen — 29
Anlegen möglichst einfach — 32

Klappt das Stillen gut? — 33
Wann und wie lange stillen? — 36
Behalten Sie Ihr Baby bei sich — 40
Stillen nach Kaiserschnitt — 41
Die Brust wird groß und voll — 42
Gefühle in der Wochenbettzeit — 43

Wenn der Stillbeginn erschwert ist — 44

Extra: Babys Sprache verstehen — 50

Der Alltag mit dem Baby — 55

Die ersten Wochen und Monate — 56

Stillpraxis zu Hause — 56
Die Nächte mit dem Baby — 63
Was tun, wenn das Baby weint? — 66
Wann fängt Erziehung an? — 69

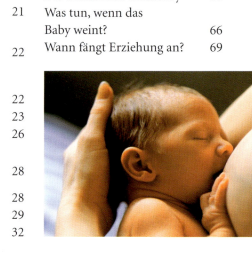

Professioneller Rat und Unterstützung	70
Denken Sie auch an sich	71

Kein Frust mit dem Haushalt!	75
Ernährung in der Stillzeit	76
Tragehilfen	78
Unterwegs mit dem Stillkind	79
Milch sammeln und aufbewahren	80
Der Vater und das Baby	83
Stillen, Sexualität, Familienplanung	86
Allein erziehend	88
Stillen und Berufstätigkeit	90
Sie und Ihre Umwelt	92

Wenn es Schwierigkeiten gibt 94

Die häufigsten Probleme	94
Stillhilfsmittel	106
Medikamente während der Stillzeit	107
Besondere Situationen	108

Wie geht es weiter? 111

Der erste Brei und weiterstillen 112

Zeit für feste Nahrung	112
Brei füttern – aber wie?	113
Wie lange stillen?	116
In der Stillzeit wieder schwanger	118

Abstillen 119

Das Stillen natürlich ausklingen lassen	119
Das Abstillen aktiv einleiten	120

Gefühle beim Abstillen	122
Ein neuer Lebensabschnitt	123

Zum Nachschlagen 124

Bücher, die weiterhelfen	124
Adressen, die weiterhelfen	124
Sachregister	126
Impressum	128

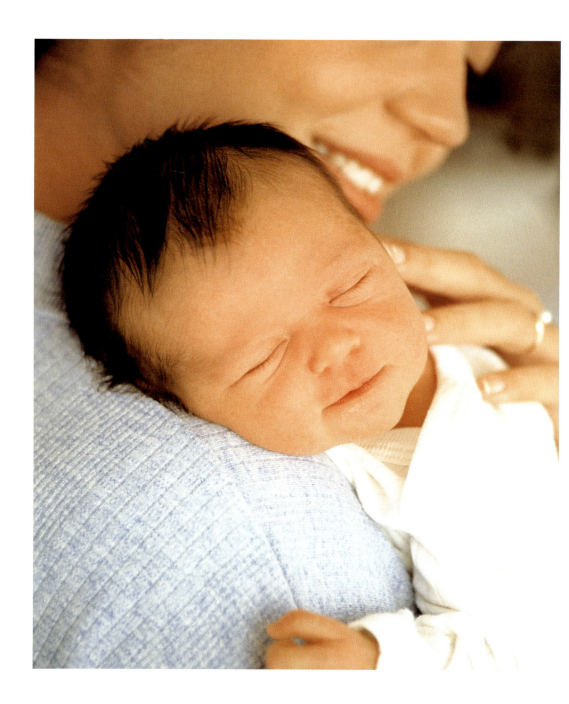

Ein Wort zuvor

Fast alle schwangeren Frauen wünschen sich, ihr Kind zu stillen. Stillen ist ein natürlicher Vorgang und biologisch gesehen sind 98 Prozent aller Mütter in der Lage, ihre Kinder voll zu stillen. Jedoch erlebe ich in meiner täglichen Hebammenarbeit, in der ich seit vielen Jahren Schwangere, Mütter und ihre Familien begleite, wie viele Frauen an der eigenen Stillfähigkeit zweifeln.

In unserer Gesellschaft ist das Wissen um die Zusammenhänge des Stillens verloren gegangen. Junge Mädchen lernen nicht, dass die weibliche Brust zunächst zum Stillen da ist und dass der weibliche Körper die Aufgabe des Stillens perfekt erfüllen kann. Viele Mütter sind selbst nicht gestillt worden, haben kaum positive Vorbilder und konnten nur selten erleben, wie das Stillen ohne Probleme gelingt. Bevor sie ihr eigenes Kind im Arm halten, haben sie nie zuvor einer stillenden Mutter zugesehen oder erlebt, wie man einem Neugeborenen zur Brust hilft.

Dieses Buch ist eine hervorragende Vorbereitung und ein guter Ratgeber in der Stillzeit. Sie finden darin umfassende Informationen zu allen Phasen der Stillzeit. Die Autorinnen beschreiben ausführlich eine gute Stillhandhabung. Sie erfahren unter anderem, worauf es beim Stillbeginn ankommt, wie das Baby angelegt wird, sodass es gut saugen kann und genug Milch bekommt, wie die Milchbildung funktioniert, wie Sie das Gedeihen Ihres Kindes beurteilen können und welche Lösungen es in schwierigen Stillsituationen gibt. Die Inhalte orientieren sich an der täglichen Praxis und basieren auf aktuellen wissenschaftlichen Erkenntnissen. Die Autorinnen gehen einfühlsam auf Fragen, Vorbehalte oder Unsicherheiten ein, mit denen viele Frauen in der Stillzeit konfrontiert sind, und zeigen Lösungswege auf. Dieses Buch ergänzt die Beratung der Hebamme auf wirkungsvolle Weise.

Ich wünsche Ihnen von Herzen einen guten Stillbeginn und dass Ihre Stillzeit eine gute Erfahrung in Ihrem Leben wird.

Ute Renköwitz

Hebamme und Stillbeauftragte vom Bund Deutscher Hebammen
Still- und Laktationsberaterin IBCLC
Vorstandsmitglied der Initiative Stillfreundliches Krankenhaus

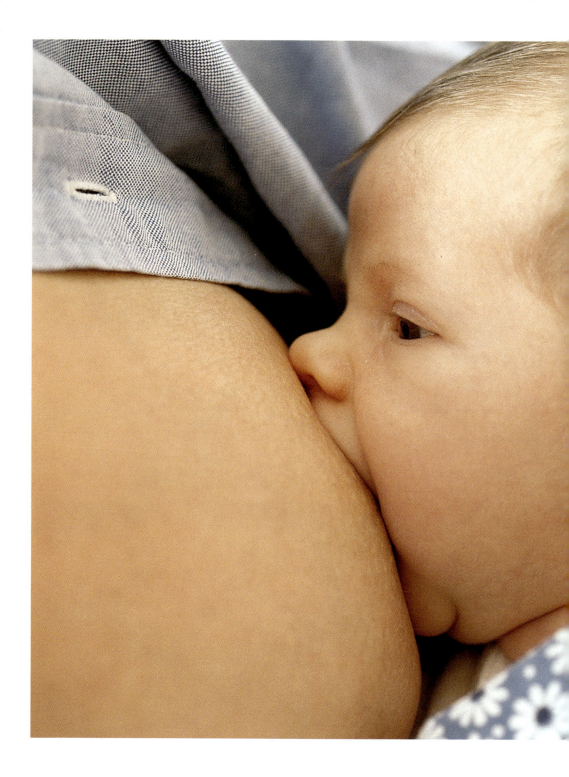

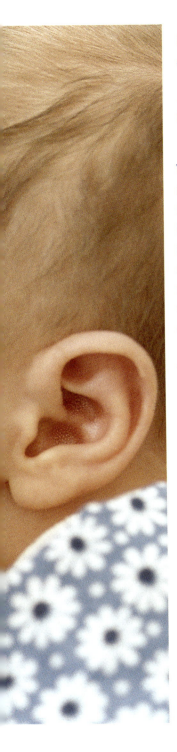

Stillen als Weg

Vermutlich werden Sie sich bereits in der Schwangerschaft Gedanken auch über das Stillen und die zukünftige Ernährung Ihres Kindes machen. Was geschieht beim Stillen in meinem Körper? Wie werde ich die erste Zeit mit dem Baby erleben?
Die beste Vorbereitung ist es, wenn Sie möglichst viele Informationen rund ums Thema Stillen sammeln und sich auf diese Erfahrung einstellen. Außerdem gibt es einige konkrete Schritte, die die erste Zeit mit dem Baby erleichtern.

Stillen – Nahrung und Bindung

Eine lebenslange Bindung entsteht

Während der Schwangerschaft wächst Ihr Baby allmählich in Ihnen. Sie ernähren es, ohne es zu merken. Auch die Beziehung zwischen Ihnen entfaltet sich langsam. Durch die Geburt macht Ihr Kind dann den ersten Schritt in ein eigenständiges Leben. Indem Sie stillen, können Sie ihm weiter Nahrung für Körper und Seele geben. Jetzt fließt die Nahrung nicht mehr ununterbrochen wie das Blut durch die Nabelschnur, sondern jeden Tag in einem bestimmten Rhythmus. Dieser regelt sich durch die Verständigung zwischen Ihnen beiden. Das Beisammensein, sich gegenseitig sehen und spüren, all dies stärkt das Band zwischen Mutter und Kind. Später, wenn die Stillbeziehung zu Ende geht, machen Sie beide einen weiteren Schritt in Richtung Selbstständigkeit und Ihre Beziehung entwickelt sich weiter.

Zeit intensiver Gefühle

Die Erfahrungen vor, während und nach der Geburt sind einschneidende Ereignisse, die das Leben jeder Frau und jedes Paares grundlegend verändern. Intensive Gefühle unterschiedlicher Art bestimmen diese Zeit. So sind Vorfreude, aber auch Ängste und Sorgen ganz natürlich.

Eine Entscheidung reift

Ihr persönlicher Weg

Das Stillen eines Babys ist offensichtlich die natürliche Fortsetzung von Schwangerschaft und Geburt. Aber ähnlich wie bei Schwangerschaft und Geburt wurde der natürliche Ablauf in eine bewusste Entscheidung umgewandelt. Bei dieser Entscheidung kommen viele verschiedene Faktoren ins Spiel, die jede Frau individuell unterschied-

Stillen ist mehr als Nahrungsgabe

Beim Stillen erhält das Baby Muttermilch, die Nahrung, die die Natur für es vorgesehen hat. Das Baby selbst hat dabei eine äußerst aktive Rolle, es holt sich seine Milch. Stillen bedeutet aber auch, dass das Baby an der Brust »still« werden kann. Und so kann Stillen für Mutter und Kind zu einer Quelle der Zufriedenheit werden.

Eine Entscheidung reift

Verschiedene Faktoren spielen eine Rolle

lich bewertet. Für die eine sind die erwiesenen gesundheitlichen Vorteile des Stillens ausschlaggebend, für die andere zählt vor allem die emotionale Seite des Stillens. Bei manchen spielen Ratschläge von Familienmitgliedern und Freunden eine Rolle. Wer schon ein Kind hat, wird sicher durch die frühere Stillerfahrung beeinflusst. Sie fragen sich vermutlich auch, wie das Stillen in die Gesamtsituation Ihrer Familie passen wird, wie es sich möglicherweise mit beruflichen Plänen vereinbaren lässt. Unabhängig davon, welche Faktoren für Sie bestimmend sind, entscheidend ist, sich möglichst rechtzeitig umfassend zu informieren. Erst dann ist eine tragfähige Entscheidung möglich. Die Grundlage dafür, zusammen mit praktischer Anleitung, finden Sie auf den folgenden Seiten.
Sie haben von Freunden, Bekannten und Verwandten sicherlich schon ganz Unterschiedliches über das Stillen gehört, Positives wie Negatives. Wie sind diese widersprüchlichen Erfahrungen zu beurteilen? Ist das Stillen wirklich so großartig, wie seine Befürworter sagen, oder so schwierig, wie es manche berichten? Sind die Anfangsschwierigkeiten unvermeidbar oder kann man vorbauen?

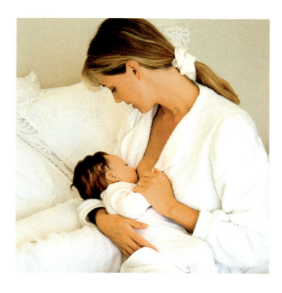

Beim Stillen geben Sie Ihrem Kind Nahrung und Nähe.

Stillen ist gleichzeitig natürlich und eine erlernte Kunst

Die Ernährung an der Brust ist von der Natur so angelegt, dass sie angenehm sein sollte und grundsätzlich leicht gelingen kann. Viele Stillpaare kommen nach einer kurzen Einübungszeit gut zurecht. Verschiedene Umstände können allerdings den Zugang zum Stillen erschweren, beispielsweise wenn Mutter und Kind nach der Geburt getrennt werden. Nicht jede Frau bekommt eine optimale Anleitung. Seltener gibt es körperliche Probleme bei Mutter oder Kind. Sicherlich spielen auch gesellschaftliche Faktoren eine Rolle. Die meisten Frauen hatten wenig Gelegenheit, stillende Mütter zu beobachten.

Stillen – von der Natur vorgesehene Ernährung

Stillen – Nahrung und Bindung

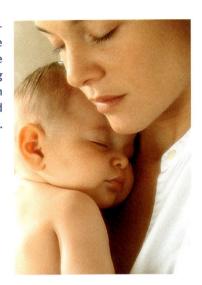

Entscheidend ist die liebevolle Beziehung zwischen Mutter und Kind.

Zudem fällt der Stillbeginn in die anstrengende Phase der Umstellung auf die neue Familiensituation. Für manche ist die erste Zeit daher nicht einfach und erfordert großes Durchhaltevermögen. Es erleichtert den Stillbeginn, wenn Sie sich bereits in der Schwangerschaft umfassend informieren. Aber auch wenn eine junge Mutter kein Vorwissen hat oder wenn es beim Stillen anfänglich Probleme gibt, ist es meist möglich, diese bald zu beheben. Manchmal muss man nur suchen, bis man die entscheidenden Hinweise und eine kompetente Unterstützung findet. Lassen Sie sich von Anfangsschwierigkeiten nicht entmutigen!

Wichtig: eine gute Anleitung

Wenn Sie stillen wollen

Vielleicht war für Sie von vornherein klar, dass Sie stillen möchten, vielleicht kristallisierte sich dieser Wunsch erstmals während der Schwangerschaft heraus und nun fragen Sie sich, wie das Stillen gelingen wird. Vertrauen Sie Ihren eigenen Fähigkeiten und informieren Sie sich vorab über die Praxis. Kontakte zu erfahrenen Müttern, die Sie schon in der Schwangerschaft knüpfen sollten, sind später eine große Hilfe. Versuchen Sie möglichst offen zu sein für das, was kommen wird. Denn jeder Stillbeginn ist anders und lässt sich nicht ganz genau im Voraus planen.

Unentschlossen oder skeptisch

Lassen Sie sich gut beraten

Wenn Sie noch unentschlossen sind oder dem Stillen sogar eher skeptisch gegenüber stehen, ist Hintergrundwissen über das, was Sie erwartet, das Wichtigste. Sie brauchen jetzt noch keine Grundsatzentscheidung für viele Monate zu treffen. Lediglich die Entscheidung für den Beginn und für die jeweils nächste Woche steht an. Lassen Sie sich auf jeden Fall helfen und gut beraten.

Wenn Sie nicht stillen wollen

Auch wenn Sie nicht die Absicht haben zu stillen oder zu den wenigen Frauen gehören, die gesundheitsbedingt nicht stillen können oder sollen, werden Ihnen die folgenden Hinweise bei Ihrer Entscheidung und Ihrem persönlichen Weg helfen.

Unabhängig vom Stillen ist die fundamentale Frage für Sie, wie sich die Beziehung zu Ihrem Kind am besten entfalten kann. Manche Aspekte des Stillens, die die Bindung erleichtern, wie beispielsweise Körperkontakt und Nähe, können Sie auch, wenn Sie nicht stillen, sondern Ihr Baby anders ernähren, bewusst nutzen. Hilfreich sind alle Hinweise für den Bindungsaufbau sowie eine Anleitung, wie Sie die Milchbildung schonend zurückgehen lassen können.

In Ihrer Aufgabe als Mutter gestärkt

Nichts kann Muttermilch komplett ersetzen

Einige Frauen, die nicht stillen wollen, entscheiden sich dafür, ihren Kindern eine Zeit lang Muttermilch abgepumpt in der Flasche oder zumindest das erste immunstoffreiche Kolostrum (Vormilch) zu geben. Denn: Auch wenn sich die Qualität der künstlichen Babynahrung während der letzten Jahrzehnte wesentlich verbessert hat, kann sie Muttermilch nicht vollständig ersetzen. Von ihrer Zusammensetzung her ist Muttermilch unnachahmlich, weil sie unter anderem lebende Zellen enthält (Kasten Seite 16).

Das Wichtigste – die Beziehung zu Ihrem Kind

Unabhängig davon, wie Sie sich entscheiden, ist das fortlaufende Gespräch mit und ohne Worte zwischen Ihnen und Ihrem Baby entscheidend. Es kommt darauf an, dass Sie beide viel angenehmen Körperkontakt erleben, viel Zeit miteinander verbringen und Sie aufmerksam auf die Signale Ihres Babys eingehen. Beim Stillen läuft vieles davon fast automatisch ab. Bei der Ernährung mit der Flasche ist mehr bewusste Bemühung erforderlich.

Die Verständigung ist für stillende und nicht stillende Mütter in gleichem Maße bedeutend. Das Kind gibt den Eltern seine Bedürfnisse durch bestimmte Zeichen zu erkennen. Wenn diese ernst genommen werden, das Kind liebevoll versorgt wird, lernt es Vertrauen in seine Mutter und seine Umgebung zu haben. Gleichzeitig fühlt sich die Mutter schneller in ihrer Rolle sicher. Diese frühen Erfahrungen bei Ernährung und Pflege bilden die Basis für die zukünftige Beziehung.

Ernährung und Pflege – Fundament für die Zukunft

Vertrauen in die eigene Entscheidung

Den eigenen Weg gehen

Unabhängig, ob Sie sich für oder gegen das Stillen entscheiden, werden Sie sich mit Kommentaren Ihrer Umwelt – von Freunden, Verwandten und Außenstehenden – konfrontiert sehen. Gerade in der sensiblen ersten Zeit mit dem Kind wird Sie das vermutlich nicht unberührt lassen. Bedenken Sie dabei immer: Sie müssen für Ihr Kind entscheiden. Sie haben sich umfassend informiert und Ihre spezifische Situation und Ihre Gefühle berücksichtigt. Lassen Sie sich nicht beirren und stehen Sie zu Ihrem Weg.

Was Sie über das Stillen wissen sollten

Unvergesslich: die erste Zeit mit dem Baby.

Stillen ist – wie Essen, Bewegung und Schlaf – ein grundlegender körperlicher Prozess, der auch mit Lustempfinden verbunden ist. Das erste Saugen an der Brust kann ein starkes, vielleicht sogar überwältigendes mütterliches Gefühl auslösen. Doch nicht alle Frauen erleben das so. Manchen Frauen fällt Stillen von Anfang an leicht. Die Stillhormone wirken beruhigend auf die Mutter und das richtige Saugen des Babys wird als angenehm empfunden. Auch ist es einfach schön zu sehen, wie ein zuvor unruhiges oder unglückliches Baby beim Stillen ruhig und zufrieden wird. Solche positiven Erfahrungen machen viele Mütter, zwar nicht bei jeder Stillmahlzeit, aber oft genug, sodass die Stillzeit als eine schöne Zeit in Erinnerung bleibt. Manche Frauen söhnt eine erfüllende Stillbeziehung mit einer belastenden Schwangerschaft oder Geburt aus. So kann das Stillen eine gute Gelegenheit sein, in kleinen, behutsamen Schritten ein seelisches Band zwischen Mutter und Kind zu knüpfen.

Unterschiedliche Stillerfahrungen

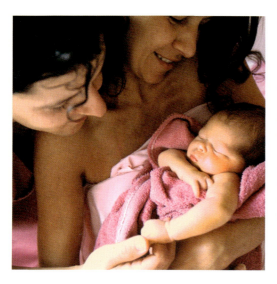

Doch kann es gerade in den ersten Tagen und Wochen auch Frustration und Enttäuschung geben. Das Stillen gelingt nicht gleich wie er-

Stillen als Veränderung

Viele Frauen berichten, dass das Stillen sie persönlich verändert hat. Die Unsicherheit des Anfangs weicht einem vertrauten Umgang mit dem Stillen und mit dem Baby, die Mütter wachsen in ihre neue Rolle hinein. Immer wieder ist zu hören, dass eine befriedigende Stillzeit auch das Selbstvertrauen als Frau und Mutter stärkt.

hofft, es tut vielleicht sogar weh. Übervolle Brüste, wunde Brustwarzen, zu wenig Milch und allgemein eine schwierige Anfangszeit mit dem Baby machen viel Mühe. Diese Mütter stehen eine anstrengende Durststrecke durch. Die meisten erleben in den ersten sechs bis acht Wochen ein Auf und Ab. Doch gerade Mütter, die die ersten turbulenten Wochen durchgestanden haben, berichten, dass das Stillen dann sehr schön geworden ist.

Anfängliche Mühe macht sich bezahlt

Einige wenige Frauen haben aufgrund einer besonderen Situation, zum Beispiel wenn das Kind schwer krank ist, ungewöhnlich schwierige Startbedingungen. Manchmal ist und bleibt es durch eine Reihe von erschwerenden Umständen schwierig. Eine gute Beratung kann helfen, trotz Frustration auch eine solch schwierige Stillzeit innerhalb der realistisch erreichbaren Möglichkeiten erfüllend zu erleben.

Was geschieht beim Stillen im Körper der Mutter und des Kindes?

Stillen ist eine fein abgestimmte Wechselbeziehung zwischen Mutter und Kind. Die Brust bildet Muttermilch und das Baby entleert sie. Dabei spielen sowohl die Mutter als auch das Kind eine gleichermaßen wichtige Rolle.

Beide wichtig: Mutter und Baby

Perfekt aufgebaut: die weibliche Brust

Der Aufbau der weiblichen Brust entspricht der Aufgabe, ein Kind zu nähren. Die winzigen Öffnungen auf den Brustwarzen, erkennbar gegen Ende der Schwangerschaft, sind die Mündungen der Milchgänge, die sich in der Brust verzweigen. An jedem Gang hängen Trauben von Milchbläschen, die das Drüsengewebe bilden. Jedes Bläschen hat innen einen Hohlraum, in dem sich die Milch sammelt, und eine Wand aus

**Die Brust –
geschaffen
zur Milch-
bildung**

milchbildenden Zellen. Sie entnehmen dem Blut Wasser und alle zur Milchbildung nötigen Stoffe. Außen sind die Milchbläschen korbartig von winzigen länglichen Muskelzellen überzogen. Wenn sich diese zusammenziehen, entleert sich die Milch in die Milchgänge. Das Fettgewebe der Brust umgibt das Drüsengewebe und ist hauptsächlich für die äußere Größe der Brust verantwortlich. Die Größe der Brust beeinflusst die Fähigkeit zur Milchbildung übrigens nicht.

Schwangerschaft – Vorbereitung auf das Stillen

In der Schwangerschaft beobachten viele Frauen als erste Anzeichen deutliche Veränderungen ihrer Brüste, die größer, schwerer und meist auch empfindlicher werden. Das Drüsengewebe wächst, bereitet sich auf die Milchbildung vor und verdrängt einen Teil des Fettgewebes. Die Brustwarzenhöfe verfärben sich dunkler, damit das Baby sie später besser erkennen kann. Manchmal verändert sich auch die Form der Brustwarzen etwas. Bei einigen Frauen ist als Zeichen einer besseren Durchblutung eine stärkere Venenzeichnung zu erkennen.

Auch das Kind wird in der Gebärmutter auf das Stillen vorbereitet. Seine Gesichts- und Mundmuskulatur entwickelt sich, es entfaltet den Such-, Saug- und Schluckreflex, aber auch Sehen, Hören, Schmecken, Riechen, Fühlen und koordinierte Bewegungen.

**Verän-
derungen
bei Mutter
und Kind**

Das Baby entleert die Brust

Nach der Geburt stellt sich der mütterliche Körper innerhalb kürzester Zeit um, um das Kind nun durch Stillen versorgen zu können. Die Geburt der Plazenta bewirkt eine tief greifende Hormonumstellung und veranlasst dadurch den Körper, Milch zu bilden. Danach aber bestimmt das Saugen des Babys, wie gut die Milchbildung in Gang kommt und ob sie aufrecht erhalten wird. Wichtig ist, wie das Baby angelegt wird. Nur wenn es die Brustwarze und zusätzlich viel Brustgewebe im Mund hat, entleert es die Milch gut. Indem seine Kieferleisten auf das Brustgewebe hinter dem Brustwarzenhof drücken, wird die Milch nach außen, in den Mund des Babys entleert. Dabei wird die Brust durch die Zungenbewegung massiert. Wenn sich der Druck der Kieferleisten lockert, fließt neue Milch aus den Milchgängen nach vorn. Dieser Vorgang wiederholt sich rhythmisch. Eine genügende Menge Milch im Mund des Babys löst den Schluckreflex aus.

**Das
Saugen –
ein kom-
plexer
Vorgang**

Was Sie über das Stillen wissen sollten

Hormone für Milchbildung und Milchspendereflex

Unsichtbare Steuerung durch Hormone

Die Steuerung der Milchbildung und das Saugen des Babys sind auf beeindruckende Weise miteinander gekoppelt. Die Berührungsreize an Brustwarze, Warzenhof und Brustgewebe werden über Nervenbahnen zum mütterlichen Gehirn geleitet und bewirken dort die Ausschüttung des Milchbildungshormons Prolaktin sowie des Milchspendehormons Oxytozin. Über die Blutbahnen gelangen die Stillhormone zur Brustdrüse. Prolaktin aktiviert die milchbildenden Zellen der Milchbläschen. Milch wird während der Stillmahlzeiten und dazwischen laufend weiter gebildet und sammelt sich in den Milchbläschen und Milchgängen. Die Speicherkapazität ist von Frau zu Frau unterschiedlich, daher muss die Brust unterschiedlich oft entleert werden.

Etwa eine Minute nach Beginn des Saugens schüttet Ihr Körper Oxytozin aus, wodurch der Milchspendereflex ausgelöst wird. Innerhalb einer Stillmahlzeit kann es mehrere Milchspendereflexe geben. Dabei ziehen sich die feinen Muskelfasern um die Milchbläschen zusammen und drücken die Milch in die Milchgänge. So wird zusätzlich zur Entleerung durch das Baby aktiv Milch in die Milchgänge befördert – manchmal fließt sogar etwas Milch spontan aus der Brust. Einige Mütter nehmen den Milchspendereflex nicht wahr, andere spüren ein Kribbeln, Ziehen, Wärme oder einen kurzen Schmerz. Der Milchspendereflex kann bis zu

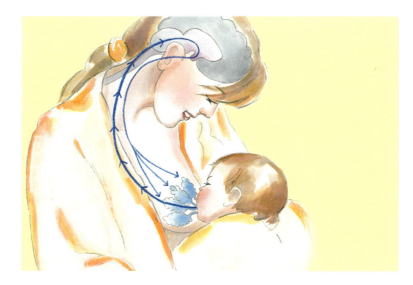

Der Saugreiz löst bei der Mutter den Milchspendereflex aus.

Stillen – Nahrung und Bindung

einem gewissen Grad konditioniert oder eingeübt werden. Er wird beispielsweise ausgelöst, wenn Sie Ihr Baby ansehen, es riechen, sein Weinen hören, an es denken oder Sie sich fließende Milch vorstellen.

Milchbildung nach Angebot und Nachfrage

Durch sein Saugen reguliert das Baby die Ausschüttung der Hormone und damit die Milchbildung. Wenn es häufig gestillt wird und die Brust gut entleert, wird als Folge mehr Milch gebildet. Wenn dagegen die Milchbläschen voll bleiben, signalisiert das dem Körper, weniger Milch zu bilden. Dieser Regelkreis bewirkt, dass die Milchbildung entsprechend Angebot und Nachfrage gesteuert wird. Dies gilt sowohl für den Zeitraum eines Tages als auch für die gesamte Stillzeit. Wie oft ge-

---

Muttermilch ist einzigartig und unnachahmlich

Durch die Muttermilch wird die Gesundheit Ihres Babys auf eine stabile Grundlage gestellt. Denn:

▶ Muttermilch ist eine lebendige Substanz mit vielen biologisch optimal verfügbaren Komponenten und liefert einen hervorragenden Immunschutz. Über 200 verschiedene Bestandteile wurden bislang in der Muttermilch entdeckt.

▶ Die erste Milch, das Kolostrum, wirkt aufgrund der vielen Abwehrstoffe wie eine erste Impfung.

▶ Die Zusammensetzung der Muttermilch verändert sich je nach Tageszeit und nach Alter des Kindes sowie während einer Stillmahlzeit. So enthält Muttermilch beispielsweise am Ende der Mahlzeit mehr Fett als am Anfang.

▶ Arteigenes Eiweiß liefert Aufbaustoffe für das Wachstum und Immunstoffe. Milchzucker bringt schnelle Energie und fördert die Entwicklung des kindlichen Gehirns.

▶ In der Muttermilch enthaltene ungesättigte Fettsäuren, die der Körper selbst nicht bilden kann, sind wichtig für das Wachstum des Gehirns und für die Entwicklung der Netzhaut.

▶ Lebende Zellen – mehrere Tausend pro Milliliter – greifen fremde Keime an und schützen damit vor Krankheiten.

▶ Wachstumshormone finden sich nur in der Muttermilch.

▶ Mineralstoffe, Spurenelemente, Vitamine und Enzyme der Muttermilch sind genau auf die Bedürfnisse des Babys abgestimmt.

▶ Muttermilch kleidet den Darm aus, hilft mit Erregern fertig zu werden und schützt vor Infektionen und Allergien.

Muttermilch hat es in sich!

stillt wird, beeinflussen Mutter und Kind. Das Baby gibt Hungersignale, die Mutter lernt mit der Zeit, die Signale ihres Kindes zu verstehen und legt es entsprechend oft an.

Positive Auswirkungen auf Mutter und Baby

Die besondere Verständigung zwischen Mutter und Kind beim Stillen, der Körper- und Augenkontakt unterstützen die psychische Entwicklung des Babys, aber auch die Beziehung zwischen Mutter und Kind. Außerdem hat das Stillen eine entscheidende Auswirkung auf die Gesundheit von Mutter und Kind. Gestillte Kinder leiden erwiesenermaßen deutlich seltener an Durchfallerkrankungen, Atemwegsinfekten, Mittelohrentzündungen und Harnwegsinfekten, späterem Übergewicht und kindlichem Diabetes. Das Saugen an der Brust fördert die optimale Ausbildung des Kiefers und der Mundmuskulatur sowie die Sprachentwicklung.

Durch Stillen die Gesundheit stärken

Bei der Mutter unterstützt Stillen die Rückbildung der Gebärmutter durch Kontraktionen und verringert das Risiko, an Brust- oder Eierstockkrebs sowie an Osteoporose zu erkranken. Auch nicht unwichtig: Der zusätzliche Kalorienverbrauch durch das Stillen erleichtert die Gewichtsabnahme nach der Geburt. Und: Sie sparen viel Geld, wenn Sie stillen – in einem halben Jahr etwa 600 Euro.

Vorbereitung auf das Stillen

Es ist sinnvoll, sich bereits während der Schwangerschaft nicht nur mit der Geburt, sondern auch mit dem Stillen zu beschäftigen. Die wichtigste Vorbereitung findet im Kopf und im Herzen statt. Vertrauen Sie auf Ihre körperlichen Fähigkeiten und auf die Ihres Kindes. Die körperlichen Voraussetzungen für das Stillen sind Mutter und Baby angeboren, den Ablauf müssen beide erst erlernen und einüben. Ganz praktisch gesprochen: Lernen Sie schon vorab, wie Sie das Baby und die Brust richtig halten, wie Sie es am besten anlegen und was einen guten Stillbeginn fördert. Wichtig sind realistische, nicht zu hochfliegende, aber auch zuversichtliche Erwartungen.

Sich gedanklich auf das Stillen einstellen

▶ Ein Netz von Menschen, die Sie unterstützen, kann Ihre Stillbemühungen fördern und sich praktisch um Ihr Wohlergehen kümmern. Knüpfen Sie Kontakte und scheuen Sie sich nicht, Hilfe anzunehmen.

Stillen – Nahrung und Bindung

Finden Sie heraus, wer in Ihrer Nähe Stillberatung anbietet. In einem Stillvorbereitungskurs und beim Besuch einer Stillgruppe können Sie grundlegende Informationen über die Praxis des Stillens (auch nach Kaiserschnitt) erhalten, Fragen stellen, Mütter beim Stillen beobachten und positive Stillberichte sammeln. All dies erleichtert das spätere Stillen.

Stillvorbereitungskurse sind hilfreich

▶ Bereiten Sie die spätere Stillzeit rechtzeitig auch durch ganz praktische Veränderungen vor. Vereinfachen Sie Ihren Haushalt und übrige Aufgaben. Erledigen Sie so viel Papierkram wie möglich vorab. Es ist gut, für die ersten drei bis vier Wochen nach der Geburt eine Hilfe im Haushalt zu organisieren, vielleicht durch Eltern, Freunde oder Bekannte. Versuchen Sie, wenigstens diese Zeit unbedingt frei von außergewöhnlichen Ereignissen wie Umzug, Renovierungsarbeiten, Reisen oder zu viel Besuch zu halten. Es wird Ihnen und dem Baby zugute kommen.

▶ Wenn der Vater des Kindes die Zeit während der Geburt und die ersten Wochen danach Urlaub nehmen oder flexibel planen kann, kommt das allen Familienmitgliedern zugute. Auch der Vater sollte sich gedanklich mit Geburt und Stillen beschäftigen. Seine moralische und praktische Unterstützung hat großes Gewicht. Manche Kliniken bieten (mit oder ohne Zuzahlung) an, dass auch der Vater die erste Zeit im Krankenhaus mit seiner Familie verbringen kann. Für Alleinerziehende kann die Anwesenheit einer vertrauten Person, etwa der eigenen Mutter oder einer Freundin, in dieser Zeit eine große Hilfe sein.

Jetzt ist der Vater gefragt

▶ Die Vorbereitung auf die Geburt ist auch für den Stillbeginn wichtig. Ein Geburtsvorbereitungskurs stimmt darauf ein. Guter Kontakt zu

Eine positive Geburtserfahrung für einen guten Stillbeginn

Sehr wichtig ist die fürsorgliche und ruhige Begleitung während der Geburt durch die Hebamme. Der Vater des Babys kann ebenfalls eine große Hilfe sein. Auch eine vertraute Frau, etwa die beste Freundin oder die Schwester, die der Mutter durchgehend praktisch und ermutigend beisteht, empfinden viele als hilfreich.

Eine gute emotionale Unterstützung während der Geburt verkürzt erfahrungsgemäß die Geburtsdauer, reduziert Maßnahmen wie Schmerzmittel oder Dammschnitt und fördert den Stillbeginn. Die Erfahrung, während der Geburt selbst umsorgt worden zu sein, unterstützt die Mutter bei den ersten Kontakten mit ihrem Baby.

Unterstützung während der Geburt

Vorbereitung auf das Stillen

Müssen Sie die Brust vorbereiten?

Ihre Brust verändert sich während der Schwangerschaft als Vorbereitung auf das spätere Stillen. Sie brauchen diesen Prozess äußerlich nicht zu unterstützen. Achten Sie nur auf einige wenige Punkte:

▶ Lassen Sie gelegentlich Luft an Ihre Haut. Tragen Sie luftdurchlässige Kleidung aus Baumwolle. Vermeiden Sie Seife, Alkohol (in Parfüms), Cremes und Öle auf Brustwarzen und Warzenhöfen, um die Widerstandsfähigkeit der Haut zu erhalten.

▶ Verzichten Sie auf alle Abhärtungsstrategien für die Brustwarze, von denen immer wieder zu hören ist. Die beste Vorbeugung gegen wunde Brustwarzen ist richtiges Anlegen (Seite 29–34).

▶ Versuchen Sie nicht, während der Schwangerschaft Milch auszudrücken. Das könnte zu einer Entzündung führen.

▶ Falls Sie einen BH tragen, achten Sie darauf, dass er gut sitzt.

▶ Lediglich wenn Sie eine Flach- oder Hohlwarze haben (Seite 97) oder wenn bei Ihnen eine Brustoperation durchgeführt worden ist, brauchen Sie etwas Vorbereitung und Beratung vorab.

Von Natur aus gut vorbereitet

Ihrer Hebamme vor, während und nach der Geburt ist eine große Bestärkung. Besprechen Sie Ihre Vorstellungen von der Geburt und vom Stillbeginn mit allen Beteiligten. Ihr eigenes Gefühl wird Ihnen zeigen, wer Sie in dieser Phase am besten unterstützen kann.

▶ Bei der Wahl des Geburtsorts sollten Sie auch an den Stillbeginn denken. Je weniger Medikamente und Eingriffe während der Geburt eingesetzt werden, desto einfacher ist der Stillbeginn. Besonders günstig ist es, wenn man Ihnen in den ersten Stunden nach der Geburt genügend Zeit mit Ihrem Baby lässt und Sie Ihr Kind danach rund um die Uhr bei sich behalten können (24-Stunden-Rooming-in). Regelmäßige professionelle Anleitung beim Anlegen fördert Stillen ohne Zufütterung, ohne Flasche und ohne Beruhigungssauger.

Wichtig für den Stillbeginn: der Geburtsort

Krankenhäuser mit der Auszeichnung »stillfreundlich« haben geprüfte Rahmenbedingungen, um das Stillen in den ersten Tagen optimal zu fördern. Selbstverständlich bemüht sich auch das Personal in vielen Kliniken ohne eine solche Auszeichnung, die Mütter beim Stillen zu unterstützen. Nicht jede Frau wird jedoch ideale Bedingungen für den Stillbeginn vorfinden. Machen Sie das Beste aus der gegebenen Situation. Es hilft, wenn Sie vorab möglichst klare Vorstellungen haben und sich intensiv auf den Stillbeginn einlassen.

Vertrauen in die eigene Stillfähigkeit

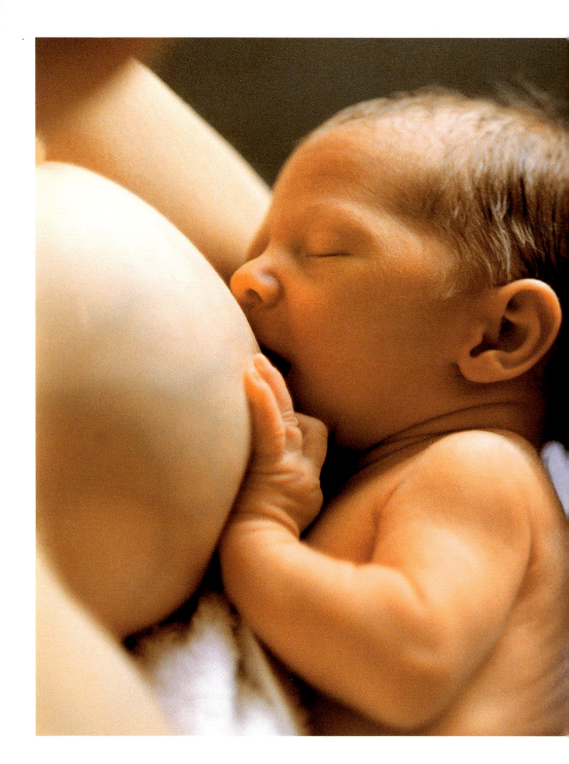

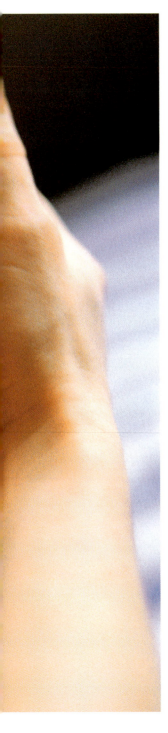

Der Stillbeginn

Eine neue und intensive Phase beginnt nach der Geburt. Wie wird die erste Begegnung mit Ihrem Baby, das erste Saugen an der Brust sein?
Die Voraussetzungen bringen Mutter und Kind mit, das Stillen selbst müssen beide erst erlernen und einüben. In diesem Kapitel bekommen Sie wichtige Informationen und praktikable Tipps, damit der Stillbeginn so leicht wie möglich gelingt. Außerdem finden Sie Hilfe, sollte es anfangs doch Probleme geben.

PRAXIS 22

Die ersten Stunden mit dem Baby

Die ersten gemeinsamen Momente

Die erste Begegnung mit Ihrem Baby wird sich unauslöschlich in Ihre Erinnerung einprägen. Ihr Kind, das Sie neun Monate erwartet haben, ist nun da – Sie können es fühlen, sehen, hören, riechen. Es sind Augenblicke starker Gefühle.

Viele Frauen erleben die Stunden nach der Anstrengung der Geburt als große Erleichterung, erfüllt von tiefen Glücksgefühlen. Sie verlieben sich spontan in ihr Kind. Andere haben zunächst eher abwartende Gefühle, intensive mütterliche Empfindungen kommen erst später auf.

Eine tiefe Bindung entsteht

Das Neugeborene, bereit zur Kontaktaufnahme

Die körperlichen Vorgänge bei Ihnen und Ihrem Baby machen Sie gerade jetzt besonders offen füreinander. Das Neugeborene ist in der ersten Stunde lange ruhig und aufmerksam, es konzentriert seine gesamte Energie auf Sehen, Hören und Reagieren. Besonders faszinierend findet es Ihr Gesicht. Damit begeistert es auf natürliche Weise Mutter wie Vater. Das Gespräch zwischen Ihnen kann ab der ersten Minute beginnen. Diese Kommunikation bildet die Grundlage für die lebenslange Bindung zwischen Eltern und Kind. Deswegen sind gerade die ersten Stunden so kostbar.

Gute Voraussetzungen schaffen

Idealerweise sollten Sie und Ihr Baby nach der Geburt genügend ungestörte Zeit miteinander haben und durch nichts abgelenkt werden. Dann haben Sie ausgiebig Gelegenheit, sich gegenseitig zu spüren, sich in die Augen zu schauen und kennen zu lernen. Nehmen Sie Ihr Baby dazu gleich nach der Geburt in den Arm oder legen Sie es sich auf den Bauch beziehungsweise lassen es

Intensiver Hautkontakt ist prägend für die Mutter-Kind-Bindung.

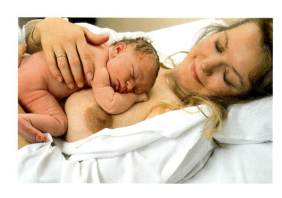

PRAXIS

Das erste Stillen 23

Behalten Sie Ihr Baby nach der Geburt bei sich

sich von der Hebamme auf den Bauch legen. Eine Decke oder eine Wärmelampe sorgt für die notwendige Wärme. Günstig ist gedämpftes Licht, Ruhe und etwas Privatsphäre. Am besten bleibt Ihr Kind ununterbrochen für ein bis zwei Stunden dort, aber mindestens bis zum ersten Stillen. Auch während der Untersuchung oder wenn bei Ihnen ein Dammschnitt genäht werden muss, kann das Neugeborene auf Ihrem Bauch bleiben. Alle Routinemaßnahmen wie Wiegen, Messen und Medikamentengabe können auf später verschoben werden. Eine Ausnahme ist natürlich, wenn das Neugeborene dringend medizinisch versorgt werden muss.

Doch nicht immer finden junge Eltern optimale Bedingungen vor. Falls man Ihnen Ihr Baby wegnehmen will, bitten Sie oder Ihr Partner – falls Sie dazu nicht in der Lage sind – nachdrücklich darum, dass es bei Ihnen bleiben kann.

Wenn der Start nicht so glückt

Einige Mütter berichten, dass sie nicht sofort eine tiefe Liebe zu ihrem Kind empfunden haben. Vielleicht konnte das Baby nicht lange genug auf ihrem Bauch bleiben oder medizinische Maßnahmen waren erforderlich. Soll-

ten Sie die ersten Stunden so erleben, ist es verständlich, wenn Sie traurig sind. Doch muss diese Anfangssituation keine endgültige Auswirkung auf die Zukunft haben. Auch ohne eine intensive gemeinsame Zeit in den ersten Stunden können Sie eine starke Bindung aufbauen. Gehen Sie es erneut an. Sie benötigen nur etwas mehr Zeit und Bemühung in den ersten Tagen und später. Aber nicht nur der Beginn ist wichtig, sondern auch, wie es weitergeht. Ihre Beziehung wird im Alltag wachsen, wenn Sie sich tagtäglich um Ihr Kind kümmern, es behutsam berühren und aufmerksam auf seine Äußerungen achten.

Entscheidend sind viel gemeinsame Zeit und Hautkontakt

Das erste Stillen

Was erwartet Sie, wenn Ihr Baby das erste Mal an Ihrer Brust saugt? Es gibt verschiedene Wege zum ersten Stillen.

Das Baby selbst sucht die Brust

Neugeborene sind in der Lage, die Brust ihrer Mutter aus eigenem Antrieb selbstständig zu finden. Viele Mütter haben dies nach der Geburt erleben können, aber die Umstände ermöglichen es bei weitem nicht allen. Viel Zeit, Ge-

Neugeborene haben erstaunliche Fähigkeiten

PRAXIS

Die ersten Stunden mit dem Baby

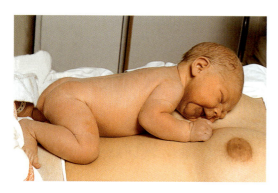 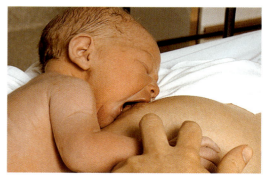

Das Baby kann nach der Geburt die Brust selbst finden.

duld und ununterbrochener Hautkontakt mindestens eine Stunde lang sind dazu notwendig. Außerdem muss die Mutter auf dem Rücken liegen können. Das eigenständige Suchen hat verschiedene Phasen. In den Minuten unmittelbar nach der Geburt benötigt das Baby eine Verschnaufpause und ist ganz entspannt. Seine Hände sind locker, Füße und Mund bewegen sich nicht, die Augen sind geschlossen. Doch schon bald wacht das Neugeborene auf. Es macht kleine Bewegungen mit Armen, Beinen und Schultern und versucht bereits, den Kopf zu drehen. Langsam werden seine Bewegungen aktiver. Es stößt sich mit den Beinen ab, beginnt, mit dem Mund zu suchen, und manövriert sich langsam in die Nähe der mütterlichen Brust. Zwischendurch legt es immer wieder Erholungspausen ein. Es kann fast eine Stunde dauern, bis das Baby bei der Brust seiner

Das Neugeborene wird aktiv

Mutter angelangt ist. Ausgelöst durch einen angeborenen Reflex sucht es mit dem Mund die Brustwarze, indem es den Kopf hin- und herdreht. Schließlich findet es die Brust, fasst sie mit dem Mund und beginnt zu saugen. Das Saugen kann mehrere Minuten dauern. Unterbrechen Sie das Saugen nicht, ausgenommen, es tut Ihnen weh. Später lässt Ihr Baby die Brust von selbst los. Etwa zwei Stunden nach der Geburt fallen die meisten Kinder in einen tiefen Schlaf.

Es sucht die Brustwarze.

Sie helfen Ihrem Baby beim ersten Stillen

Nicht immer sind die Umstände so, dass das Baby die Brust selbst finden kann. Das Hauptproblem ist sicherlich, nicht genügend Zeit zu haben. Möglicherweise wurde Ihr Baby zwischendurch von Ihrem Bauch genommen oder ist wegen Schmerzmitteln, die der Mutter zur Erleichterung während

Wenn Ihr Baby Unterstützung braucht

PRAXIS
Das erste Stillen

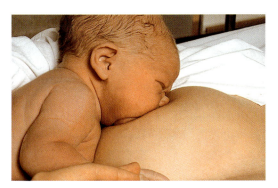

Am Ziel! Eifrig saugt das Baby an der Brust.

der Entbindung gegeben worden sind, einfach noch nicht so fit. Dann können Sie ihm helfen, die Brust zu finden.
Der beste Zeitpunkt, Ihr Baby anzulegen, ist gekommen, wenn es selbst Zeichen von Aktivität zeigt, mit dem Mund sucht, sich bewegt.
▶ **Aktiv anlegen in Seitenlage:** Drehen Sie sich in eine bequeme Seitenlage, von hinten abgestützt, und legen Sie Ihr Baby auf Brusthöhe neben sich, ebenfalls in Seitenlage. Ihre Hebamme wird Sie ermutigen und Ihnen helfen, eine bequeme Position zu finden. Lassen Sie sich Zeit. Berühren Sie dann mit der Brustwarze sanft den Mundbereich und warten Sie geduldig, bis Ihr Baby den Mund weit öffnet. Erst dann (!) ziehen Sie es zur Brust (Seite 32–33). Es ist nicht günstig, den Kopf gegen die Brust zu drücken, solange das Baby nicht bereit ist.
▶ **Aktiv anlegen in Rückenlage:** Sie können Ihr Baby auch auf dem Rücken liegend anlegen. Le-

Im richtigen Augenblick zur Brust ziehen

gen Sie es so auf Ihren Bauch, dass sich sein Mund in der Nähe der Brustwarze befindet. Die Bauchlage ist die einzige Position, in der ein Neugeborenes fähig ist, seinen Kopf so zu steuern, dass es die Brust selbst erfassen kann. Vielleicht macht es das, eventuell müssen Sie aber auch seine Stirn etwas mit der Hand stützen.
▶ **Aktiv anlegen in der Wiegehaltung:** Nach einer Geburt auf dem Gebärstuhl oder im Wasser möchten Sie vielleicht aufrecht bleiben. Dann können Sie Ihr Neugeborenes in der Wiegehaltung anlegen (Seite 30).
▶ **Wenn das Baby noch nicht bereit ist:** Möglicherweise zeigt Ihr Baby deutlich, dass es zum Anlegen noch nicht bereit ist, indem es zu weinen beginnt, müde wirkt oder bereits tief eingeschlafen ist. Seien Sie nicht enttäuscht, es ist kein Grund zur Sorge. Behalten Sie es bei sich, warten Sie eine Weile ab und versuchen es später noch einmal.

Verschiedene Stillhaltungen direkt nach der Geburt

Stillen nach Kaiserschnitt

Manche Frauen wissen im Voraus, dass sie ihr Kind durch Kaiserschnitt auf die Welt bringen werden und haben die Möglichkeit, sich darauf einzustellen. Der ungeplante Kaiserschnitt ist dagegen für viele Frauen eine Enttäuschung. Sie haben das Gefühl,

Stillbeginn nach Kaiserschnitt

Wenn Sie Ihr Baby durch Kaiserschnitt geboren haben, können Sie stillen, sobald Sie dazu in der Lage sind – das heißt, wenn Sie (wieder) bei vollem Bewusstsein sind und Ihr Baby halten können. Die geringen Mengen der Narkosemittel in der Muttermilch belasten Ihr Baby nicht.

Auch bei Kaiserschnitt selbstverständlich stillen

dass ihnen alles aus den Händen geglitten ist, und müssen sich von der Vorstellung einer natürlichen Geburt lösen. Diese Gefühle brauchen ihren Raum, aber Kaiserschnitt bedeutet keinesfalls, dass Sie sich auch von dem Wunsch, das Kind zu stillen, verabschieden müssen.

Wann der Zeitpunkt für das erste Stillen gekommen ist, hängt von der Art der Narkose, von Ihrem Zustand und dem Ihres Babys ab und ist sehr unterschiedlich.

▶ Nach einer Periduralanästhesie (PDA) können Sie miterleben, wie Ihr Baby auf die Welt kommt und auf Ihren Oberkörper gelegt wird, noch während der Eingriff beendet wird. Es kann sein, dass es schon jetzt zu saugen beginnt.

▶ Nach einer Vollnarkose dauert es länger, bis Sie wieder gänzlich wach sind. Am besten ist es,

wenn der Vater das Baby willkommen heißt und es sofort auf seinen nackten Oberkörper legt. Meist braucht das Neugeborene keinerlei Flüssigkeit, bis Sie wach sind. Dann begrüßen Sie Ihr Kind und probieren aus, welche Stillhaltung für Sie am besten ist. Geeignet sind Rückenhaltung und Wiegehaltung mit einem Kissen über der Wunde (Seite 30). Oder Sie liegen flach auf dem Rücken (Seite 25). Sie können gleich im Aufwachraum oder auf der Wochenstation das erste Mal stillen. Selbstverständlich werden Sie bei der Lagerung zunächst Hilfe benötigen.

Es kann sein, dass Ihr Baby über die Nabelschnur so viel von dem Narkosemittel erhalten hat, dass es noch sehr schläfrig ist und sich der Stillbeginn verzögert. Lassen Sie sich dadurch nicht entmutigen, auch verspätet kann das Stillen gut in Gang kommen.

Erstes Stillen früher oder später

Das Wochenbett beginnt

Wenn Sie sich ausgiebig kennen gelernt haben und Ihr Baby an der Brust gesaugt hat, wird es gemessen, gewogen, gewaschen, eventuell gebadet und angezogen. Dies kann auch der Vater übernehmen. Sie haben Gelegenheit,

PRAXIS
Das Wochenbett beginnt

sich frisch zu machen. Anschließend werden Sie gemeinsam mit Ihrem Kind auf die Wochenstation gefahren.

Wenn Ihr Baby Ihnen nicht ohnehin gleich in den Arm gelegt wird, bitten Sie darum. Begleiten Sie es auf seinem ersten Weg in eine neue Welt. Die Kinderkrankenschwester wird das Neugeborene bei der Ankunft auf der Wochenstation untersuchen. Das ist auch in Ihrem Zimmer möglich, sie müssen dafür nicht getrennt werden. Äußern Sie deutlich Ihre Wünsche.

Bald nach der Geburt wieder zu Hause

Wenn Sie ambulant entbinden, verlassen Sie die Klinik oder das Geburtshaus bereits nach wenigen Stunden – vorausgesetzt, Ihnen und Ihrem Baby geht es gut. Tragen Sie Ihr Kind im Arm. Legen Sie es erst im Auto in den Schalensitz und nehmen Sie es nach der Ankunft sofort wieder heraus. Zu Hause legen Sie sich gleich ins Bett und lassen sich umsorgen. Muten Sie sich nicht zu viel zu, genauso nach einer Hausgeburt, nach der Ihr Baby ohnehin immer in Ihrer Nähe bleibt. Ihre Hebamme wird Sie und Ihr Baby zu Hause betreuen.

Körperkontakt und Ruhe

WICHTIG

Wenn es anders kommt, als Sie dachten

Möglicherweise lief nicht alles so ideal ab. Vielleicht traten Komplikationen auf, ein Notkaiserschnitt wurde erforderlich oder Ihr Baby musste verlegt werden. Oder die Abläufe im Krankenhaus erschwerten den Beginn. Vielleicht konnten Sie Ihre Wünsche nicht äußern oder diese wurden nicht berücksichtigt.

▶ Lassen Sie Ihre Enttäuschung zu, aber gehen Sie einen Schritt weiter. Sie haben alles so gut gemacht, wie es möglich war.

▶ Bemühen Sie sich um Kontakt mit Ihrem Kind, sobald und so gut es geht – durch Körper-, Haut- und Blickkontakt, durch Streicheln und Sprechen.

▶ Wenn Sie zeitweise von Ihrem Baby getrennt sein müssen, versuchen Sie, so oft wie möglich bei ihm zu sein.

▶ Wenn Sie nicht unmittelbar nach der Geburt mit dem Stillen beginnen können, fangen Sie innerhalb von 6, spätestens 24 Stunden zu pumpen an. Fragen Sie sofort nach kompetenter Anleitung und Unterstützung.

Das Beste aus der Situation machen

PRAXIS

28

Die ersten Tage

Angeborene Reflexe helfen beim Stillbeginn

Ihr Baby hat beeindruckende Fähigkeiten, Neues aufzunehmen und zu erlernen. Am Anfang steuern Reflexe des Babys und der Mutter das Stillen. Erst allmählich wird es ein erlerntes, eingeübtes Verhalten. Es ist am leichtesten, wenn beide frühzeitig und häufig gleich das Richtige einüben. Umgekehrt kann in den ersten Tagen auch schnell das Falsche eingeübt werden.

Gleich richtig anfangen

Häufiges Üben ermöglichen

Optimale Bedingungen helfen Ihrem Baby, das richtige Saugen von Anfang an so zu lernen, dass es die Milch gut entleert. Dabei ist ein Auf und Ab in den ersten Tagen normal. Die eine Mahlzeit gelingt besser, die andere weniger gut. Das Ziel ist nicht perfektes Stillen jedes Mal, sondern häufige Gelegenheiten zum Üben. Worauf es ankommt, lässt sich in drei Punkten zusammenfassen:

1. Frühes Stillen – bereits gleich nach der Geburt und am ersten Lebenstag möglichst oft – führt zu einem frühen und schnellen Lernprozess. Da die Brust zu diesem Zeitpunkt weich und noch nicht voll ist, ist es für das Baby leichter, sie zu erfassen und die richtigen Mundbewegungen einzuüben.

2. Richtiges Stillen wird auf den folgenden Seiten beschrieben. Durch korrektes Anlegen wird die Brust optimal entleert und damit für mehr Milchbildung gesorgt. Außerdem ist es für die Mutter angenehm und beugt wunden Brustwarzen vor. Wenn Sie ab dem zweiten Stillen nach der Geburt bewusst auf korrektes Anlegen achten, klappt es bald automatisch.

Von Anfang an gleich richtig!

3. Häufiges Stillen gerade in den ersten Tagen bewirkt einen sanfteren Milcheinschuss am dritten, vierten Tag und beugt einer späteren behandlungsbedürftigen Neugeborenengelbsucht vor (Seite 48). Außerdem kurbelt häufiges Stillen die Milchbildung stark an, Ihr Baby nimmt nach der Geburt weniger ab und schneller wieder zu. Und: Häufiges Stillen in den ersten Tagen beeinflusst auch die Milchbildung in den späteren Monaten. Wenn Sie sich jetzt die Mühe machen, Ihr Baby häufig anzulegen, werden Sie es später leichter haben.

Vorteile von häufigem Stillen

Stillhaltungen

Sie können Ihr Baby in unterschiedlichen Stillhaltungen anlegen. Erfahrung und Beobachtung haben gezeigt, in welchen Haltungen das Stillen am besten gelingt und auf welche Details es dabei ankommt. Gerade in der Anfangszeit spielt die Stillhaltung eine große Rolle und es ist wichtig, dass Ihnen das günstigste Anlegen genau gezeigt wird.

Eine gute Stillhaltung beugt Problemen vor

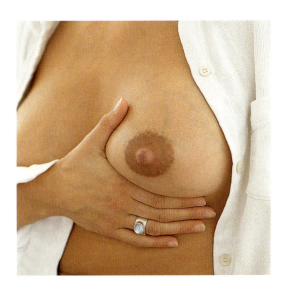

Die optimale Handhaltung ist der C-Griff.

Machen Sie es sich bequem

Für jede Stillhaltung ist es wichtig, dass Sie bequem sitzen oder liegen. Hilfreich sind Kissen im Rücken, unter den Armen, vielleicht ein spezielles Stillkissen, ein Fußschemel, eine Deckenrolle unter den Knien, wenn Sie im Bett sitzen, oder eine Rolle im Rücken, wenn Sie liegen.

Die günstigste Handhaltung: der C-Griff

Unterstützen Sie Ihre Brust bei allen drei Stillhaltungen wie abgebildet mit der freien Hand. Ihr Zeigefinger ist ungefähr fünf Zentimeter von der Brustwarzenspitze entfernt, Ring- und kleiner Finger sind am Brustkorb. Der Daumen liegt locker oberhalb, ebenfalls weit weg. Durch leichten Druck der Finger formen Sie die Brust. Eine kleine Brust greifen Sie so weit hinten wie möglich am Ansatz, eine große Brust so, dass der Abstand zur Brustwarze groß genug ist.

Große Wirkung: die richtige Handhaltung

> **TIPP!**
> **Bei allen Stillpositionen zu beachten**
> ▶ Halten Sie Ihr Baby so, dass sich sein Mund genau gegenüber der Brustwarze befindet.
> ▶ Sein Bauch sollte immer Ihren Körper berühren, damit sein Gesicht Ihrer Brust zugewandt ist und es den Kopf zum Saugen nicht zur Seite zu drehen braucht.

Die drei wichtigsten Stillhaltungen

Machen Sie sich mit allen drei Stillhaltungen vertraut: der Wiegehaltung, der Rückenhaltung und dem Stillen im Liegen.

1. Die Wiegehaltung: Die Wiegehaltung ist am häufigsten zu sehen, überall anwendbar und einfach praktisch. So gehen Sie Schritt für Schritt vor:

▶ Setzen Sie sich mit Ihrem Baby bequem hin und entspannen Sie sich bewusst einen Moment.

▶ Legen Sie Ihr Baby auf Ihren rechten Unterarm. Sein Kopf kommt fast in die Armbeuge oder etwas weiter unten zu liegen – ein Kissen unter dem Arm ist hilfreich. Babys Mund sollte gegenüber Ihrer Brustwarze sein. Es liegt in Seitenlage, sein Bauch an Ihrem Bauch, eng an Sie geschmiegt. Fassen Sie seinen rechten Oberschenkel (oder den Po) mit Ihrer rechten Hand.

Die Wiegehaltung ist weit verbreitet und praktisch.

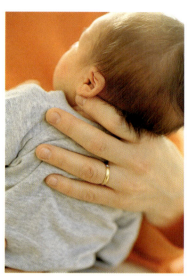

So halten Sie Babys Kopf richtig, mit Daumen und Zeigefinger.

▶ Halten Sie nun Ihre rechte Brust mit der linken Hand mit dem C-Griff und legen Sie Ihr Baby wie unten beschrieben an. In der ersten Zeit kann es sein, dass Sie Ihre Brust während der gesamten Mahlzeit halten müssen, damit sie nicht aus dem Mund rutscht. Später ist dies nicht mehr nötig.

2. Die Rückenhaltung (auch Seitenhaltung genannt): Gerade am Anfang und für Babys, die sich nicht ohne weiteres optimal anlegen lassen, bietet die Rückenhaltung große Vorteile. Sie können den Kopf des Kindes gezielter an die Brust ziehen als bei der Wiegehaltung. Schritt für Schritt machen Sie es so:

▶ Setzen Sie sich mit einem Kissen im Rücken und unter dem

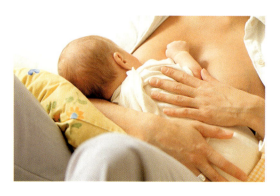

PRAXIS
Stillhaltungen

Die Rückenhaltung ist besonders am Anfang geeignet

Arm bequem hin. Sie können auch Ihren Fuß abstützen.
▶ Der Körper des Babys ruht auf oder neben Ihrem linken Unterarm, seine Beine stemmen sich gegen die Rückenlehne. Der Babykörper schmiegt sich leicht gekrümmt an Ihren Rumpf, von Ihrem Unterarm gehalten. Sein Mund ist genau gegenüber der Brustwarze.
▶ Bilden Sie mit Daumen und Zeigefinger Ihrer linken Hand ein L und halten Sie mit dem Bogen dieser beiden Finger den Kopf an der Schädelbasis. Wichtig: Halten Sie Ihr Baby nicht am Hals! Alternativ bilden Sie mit Ihrer Hand eine Schale für den Hinterkopf – ohne seine Wangen zu berühren.
▶ Halten Sie nun Ihre linke Brust mit der rechten Hand mit dem C-Griff und ziehen Sie Ihr Baby beim Anlegen zur Brust.

3. Stillen im Liegen (Seitenlage): Stillen im Liegen ist besonders geeignet zum Ausruhen oder wenn Ihnen das Sitzen noch Schmerzen bereitet. Der Ablauf ist einfach:
▶ Legen Sie sich auf eine flache Unterlage bequem in die Seitenlage, die Beine etwas angewinkelt, der Rücken mit einer Deckenrolle abgestützt, mit einem kleinen festen Kissen unter dem Kopf. Bei einem Krankenhausbett stellen Sie entsprechend das Kopfteil flach.
▶ Legen Sie Ihr Baby nah an Ihren Körper in die Seitenlage, stützen Sie seinen Rücken mit einer Rolle ab. Sein Kopf ist gegenüber der Brustwarze.

Stillen im Liegen – bequem und entspannend

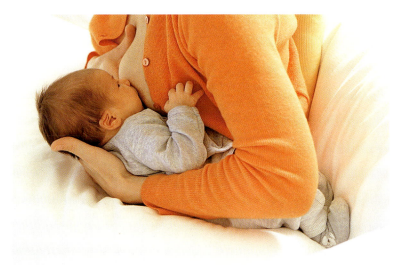

Bei der Rückenhaltung ziehen Sie Babys Kopf gezielt zur Brust.

PRAXIS
Die ersten Tage

Das Baby liegt Bauch an Bauch nahe bei der Mutter.

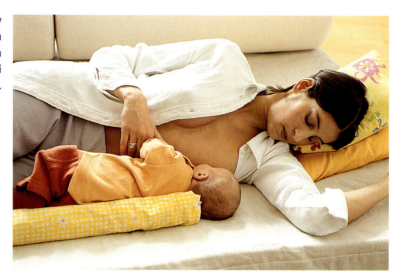

▶ Beim Anlegen hält Ihre rechte Hand die linke Brust mit dem C-Griff, Ihr linker Unterarm liegt abgewinkelt auf dem Bett und zieht Ihr Baby im richtigen Augenblick zu sich.
▶ Wenn Sie die Brust nicht halten, können Sie das Baby mit der oberen Hand zu sich ziehen.
▶ Wenn Sie die Seite wechseln wollen, drücken Sie Ihr Baby an Ihren Bauch und drehen sich langsam über den Rücken auf die andere Seite.

Die Stillhaltungen abwechseln

Es ist günstig, möglichst früh alle drei Stillhaltungen zu lernen und anzuwenden. Die Brust wird am intensivsten an der Stelle entleert und damit die Milchbildung angeregt, wo sie die Zunge des Babys massiert. Bei einem Wechsel der Stillhaltungen werden verschiedene Bereiche der Brust stimuliert. In der ersten Zeit können Sie Ihr Baby noch leicht an unterschiedliche Positionen gewöhnen. Später könnte das schwieriger werden.

Anlegen möglichst einfach

Nutzen Sie zum Anlegen die angeborenen Reflexe Ihres Babys. Im Einzelnen wird es so gemacht:
▶ Wenn Ihr Baby Interesse am Stillen zeigt (Seite 36–37), bringen Sie es in die gewünschte Stillhaltung. Sprechen Sie mit ihm

So gelingt das Anlegen am besten

PRAXIS
Klappt das Stillen gut?

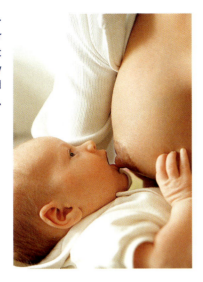

Die Berührung der Lippe lässt das Baby den Mund öffnen.

pe. Dies löst den Reflex zum Öffnen des Mundes aus.
▶ Warten Sie, bis Ihr Baby von allein den Mund weit genug – ähnlich wie beim Gähnen – aufgemacht hat.
▶ Nutzen Sie diesen kurzen Moment. In einer schnellen, entschlossenen Bewegung ziehen Sie Ihr Baby zur Brust. Wenn Ihre Brustwarze seinen Gaumen berührt, beginnt es zu saugen.

Berühren, warten, heranziehen!

Klappt das Stillen gut?

Warten Sie mit dem Anlegen, bis Ihr Baby den Mund weit geöffnet hat.

und erklären Sie ihm ruhig, was Sie jetzt vorhaben. Babys verstehen mehr, als man denkt.
▶ Beobachten Sie Ihr Kind und warten Sie, bis Sie den Eindruck haben, es ist bereit angelegt zu werden. Geben Sie ihm Zeit, die Brust wahrzunehmen.
▶ Berühren Sie mit der Brustwarze ganz leicht seine Unterlip-

Es ist wichtig, dass Sie selbst zu beurteilen lernen, wie Ihr Baby saugt und ob das Stillen gut läuft. So können Sie, falls nötig, rechtzeitig etwas korrigieren.
▶ So saugt Ihr Baby richtig: Es muss viel Brustgewebe im Mund zwischen den Kieferleisten haben – und nicht nur die Brustwarze! Die Zunge liegt über der unteren Zahnleiste und bildet eine Längsmulde, die manchmal kurz zu sehen ist. Eine rhythmische Wellenbewegung der Zunge massiert Brustgewebe und Warzen, stimuliert und entleert die Milch.
▶ So lernt Ihr Baby das Saugen am besten: Lassen Sie es ausschließlich an Ihrer Brust saugen. Dadurch lernt das Kind, dass es die wohltuende Nahrung nur aus der Brust erhält. Künstliche Sau-

Das Baby soll reichlich Brustgewebe im Mund haben

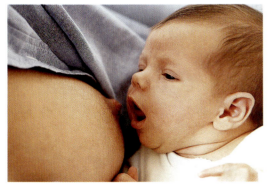

PRAXIS

Die ersten Tage

Checkliste – damit Ihr Baby gut versorgt ist

Saugt Ihr Baby gut?

Daran erkennen Sie, dass Ihr Baby gut saugt und Milch bekommt:

▶ Sein Mund ist weit geöffnet, die Lippen sind nach außen gestülpt, Nase und Kinn berühren die Brust oder sind sehr nah an der Brust. So hat das Baby genügend Brustgewebe im Mund.

▶ Es saugt längere Zeit ausdauernd und Sie hören deutlich sein Schlucken.

▶ Es entspannt sich während der Mahlzeit langsam, lockert die Hände. Sein Mund ist beim Loslassen feucht. Manchmal sehen Sie noch seine Zunge über der unteren Kieferleiste.

▶ Sie spüren ein starkes, aber nicht schmerzhaftes Saugen.

▶ Sie bekommen während des Stillens Durst und fühlen sich entspannt oder sogar etwas schläfrig.

▶ Sie spüren in den ersten Tagen während des Saugens Gebärmutterkontraktionen und vermehrten Wochenfluss.

▶ Milch beginnt aus der anderen Brustwarze zu tropfen.

▶ Ihre Brust ist nach dem Stillen fühlbar weicher, die Brustwarze deutlich länger, aber nicht verformt.

ger wie Schnuller oder Flaschensauger, manchmal auch der Finger im Mund, können zu Saugproblemen führen. In den ersten Wochen stört ein Sauger außerdem den so wichtigen Lernprozess. Sagen Sie im Krankenhaus rechtzeitig, dass Ihr Baby keine künstlichen Sauger bekommen soll.

Keine künstlichen Sauger

▶ Viele Babys wirken nach dem Stillen satt und zufrieden. Manche aber sind unruhig oder weinen, obwohl sie genügend Milch erhalten haben.

▶ In den ersten Tagen spüren einige Frauen einen kurzen Schmerz beim Ansaugen oder beim Einsetzen des Milchspendereflexes, der aber schnell aufhört. Andauernde Schmerzen jedoch sind ein Zeichen dafür, dass etwas nicht stimmt. Suchen Sie nach den Ursachen und nehmen Sie die Hilfe einer Fachkraft in Anspruch (Seite 70).

▶ Wenn aus der Brust, an der das Kind gerade nicht trinkt, Milch ausläuft, ist dies ein klares Zeichen für Milchfluss auf beiden Seiten – und lediglich ein Wäscheproblem. Das spontane Auslaufen hört meist nach den ersten Wochen auf, ohne dass sich die Milchmenge verringert. Aber auch wenn auf der anderen Seite keine Milch tropft, kann Ihr Baby Milch bekommen.

Milchfluss auf beiden Seiten

▶ Diese Beobachtungen sind ausreichend, um zu beurteilen, dass Ihr Baby genug Milch bekommt.

PRAXIS
Klappt das Stillen gut?

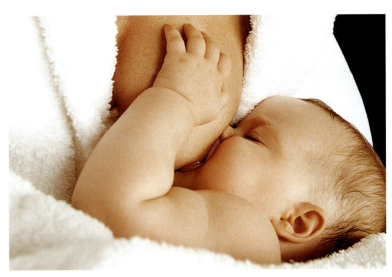

Dieses Baby saugt sehr gut: Die nach außen gestülpten Lippen sind zu sehen.

Im Krankenhaus sollte das Neugeborene einmal täglich gewogen werden. Die Gewichtsentwicklung und die Ausscheidungen werden ab dem zweiten Tag zusätzlich zur Beurteilung herangezogen (Seite 46).

Kein Wiegen vor und nach dem Stillen

Kleine Änderungen mit großer Wirkung

Wenn Probleme auftauchen, überprüfen Sie, ob Sie vielleicht einen der folgenden häufigen Fehler machen und ihn entsprechend korrigieren könnten:
▶ Sie halten die Brust im so genannten Zigarettengriff. Brustwarze und Warzenhof befinden sich zwischen Zeige- und Mittelfinger. Korrigieren Sie und wechseln Sie zum C-Griff (Seite 29).
▶ Sie halten die Brust zwar richtig im C-Griff, aber zu nah an der Brustwarze.
▶ Beim Stillen im Liegen oder in der Wiegehaltung liegt Ihr Baby auf dem Rücken. Drehen Sie es in die Seitenlage.
▶ Beide Arme Ihres Babys liegen auf einer Seite der Brust. Die Hände sollten rechts und links von der Brust, an der das Baby saugt, liegen.
▶ Babys Körper ist nicht nah genug an Ihrem. Ziehen Sie es möglichst nah zu sich.
▶ Babys Kopf liegt nicht genau gegenüber der Brustwarze und Ihr Baby muss den Hals entsprechend recken. Bringen Sie Ihr Kind in die richtige Position.
▶ Sie versuchen, die Brust in den Mund des Kindes zu schieben.

Fehler von vornherein vermeiden

PRAXIS
Die ersten Tage

Kleine Änderungen, große Wirkung

Machen Sie es umgekehrt. Ziehen Sie das Kind zur Brust.
▶ Nase und/oder Kinn berühren nicht die Brust. Das Baby saugt nur an der Brustwarze. Ziehen Sie seinen Kopf näher zur Brust oder legen Sie es erneut an.
▶ Oberlippe und/oder Unterlippe sind eingestülpt. Ziehen Sie mit dem Zeigefinger das Kinn etwas herunter.
▶ Sie drücken den Daumen in das Brustgewebe, damit Ihr Baby genügend Luft bekommt. Das ist nicht nötig. Da Babys ohne Luft nicht saugen können, atmen sie automatisch seitlich durch die Nasenlöcher. Mit Druck auf das Brustgewebe ziehen Sie die Brustwarze lediglich aus der optimalen Position. Legen Sie den Daumen locker auf die Brust.

Wann brauchen Sie Hilfe – und welche?

Notfalls neue Stillanleitung und pumpen

Wenn Sie innerhalb der ersten 24 Stunden die meisten – aber nicht notwendigerweise alle – Zeichen für wirkungsvolles Saugen (Seite 34) beobachten, sind Sie auf dem richtigen Weg. Wenn nicht, brauchen Sie eine genaue und ermutigende Anleitung für das korrekte Anlegen sowie für den sofortigen Pumpbeginn. Durch das Pumpen wird die Milchbildung angeregt und es wird reichlich Milch da sein, wenn Ihr Baby das richtige Saugen gelernt hat. Fragen Sie die Kinderkrankenschwester oder die Hebamme nach einer Pumpe. Falls Zufüttern aus zwingenden medizinischen Gründen erforderlich ist, sollten Sie eine Methode anwenden, die das Stillen unterstützt (Seite 47).

Wann und wie lange stillen?

Das Neugeborene selbst zeigt Ihnen, wann es gestillt werden möchte. Nutzen Sie diese Chance! Legen Sie Ihr Baby nicht nach Zeitplan, sondern bei diesen frühen Hungerzeichen an:
● saugende Bewegungen
● Sauggeräusche
● Schlecken an den Lippen
● die Zunge ist etwas herausgestreckt
● es führt die Hand zum Mund
● schnelle Augenbewegungen

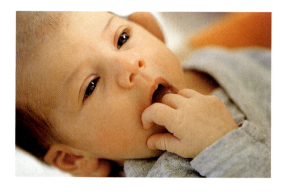

Die Hand im Mund ist beim Neugeborenen ein Hungerzeichen.

PRAXIS
Wann und wie lange stillen?

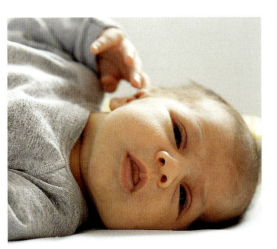

Milchmenge nach Angebot und Nachfrage

Das Baby und die Mutter können die Milchmenge regulieren. Das Entscheidende ist die Entleerung der Brust. Wenn Sie länger bis zum nächsten Stillen warten, sammelt sich zwar in dieser Zeit etwas Milch an, aber Ihr Körper hat kein (erneutes) Signal erhalten, Milch zu bilden. Je häufiger und vollständiger die Brust entleert wird, desto mehr Milch wird gebildet. Auch der Fettgehalt steigt. Wenn Sie auf die Zeichen Ihres Babys eingehen, werden Sie in der Regel häufig genug stillen, damit es genügend Milch erhält.

Das Baby reguliert die Milchbildung

Mit Lippenlecken zeigt das Baby recht früh, dass es Hunger hat.

- leise gurrende oder stöhnende Geräusche
- Hin- und Herdrehen des Kopfes
- Stirnrunzeln
- Ruhelosigkeit

Wenn Sie Ihr Baby nicht sofort anlegen, folgen sehr bald Unmutsäußerungen. Minuten später bricht es in Weinen aus. Weinen ist ein sehr spätes Hungerzeichen. Ein weinendes Baby zu beruhigen und anzulegen ist viel schwieriger, als das Stillen beim ersten Interesse am Saugen zu beginnen.

Die fast automatische Kopplung von Saugbedürfnis und Hungerzeichen besteht nur in der ersten Zeit. Beim älteren Baby wird sich mit der Zeit eine individuelle Verständigung zwischen Mutter und Kind entwickeln.

> **WICHTIG**
>
> ### Unterbrechen Sie Ihr Baby nicht!
>
> Wenn Sie das Stillen an einer Seite nicht unterbrechen, bekommt Ihr Baby auch die fettreichere Hintermilch, die erst einige Minuten nach Beginn des Saugens fließt, und es wird dadurch besser satt. Unterbrechen Sie das Saugen nur dann, wenn das Kind nicht gut angelegt ist oder Sie Schmerzen verspüren, und legen Sie erneut an.

Lange genug an einer Seite trinken lassen

Anlegen – wie oft, wie lange?

Acht- bis zwölfmal am Tag

Ermöglichen Sie Ihrem Baby
▶ nach Bedarf innerhalb von 24 Stunden acht- bis zwölfmal an Ihrer Brust zu saugen.
▶ ununterbrochen an einer Seite zu trinken, so lange es möchte. Das sind etwa 15 bis 20 Minuten an der ersten Brust. Bieten Sie danach die andere Brust an, bis es satt ist. In den ersten Tagen saugen viele Babys etwas kürzer. Diese Stillhäufigkeit gilt auf alle Fälle für die ersten Wochen und mindestens so lange, bis Ihr Baby reichlich zunimmt.

Wie oft am ersten Tag anlegen?

So oft wie möglich anlegen

Ideal ist es, wenn es Ihnen gelingt, auch in den ersten 24 Stunden nach der Geburt mindestens achtmal anzulegen. In dieser Phase wird dies vermutlich nur ein sehr kurzes Stillen sein. Ihr Baby erhält aber jedes Mal etwas Kolostrum (Neugeborenenmilch) und stimuliert die Milchbildung. Wenn Sie Ihrem Baby bei jedem Hungerzeichen die Brust anbieten und es notfalls sanft wecken, erreichen Sie vielleicht diese Stillhäufigkeit. Es kann aber auch sein, dass Ihr Baby kaum zu wecken ist – nach einer anstrengenden Geburt, als

Folge von Medikamentengaben – oder Sie sind sehr erschöpft und können Ihrem Baby in den ersten 24 Stunden nur drei- bis viermal die Brust anbieten. Dann bemühen Sie sich ab dem Zeitpunkt, ab dem Sie beide dazu in der Lage sind, ihm die Brust möglichst oft anzubieten. Auch am zweiten Tag ist die Brust weich, noch nicht voll und das Baby kann sie leichter fassen.

Ein schlafendes Baby wecken?

Grundsätzlich gilt, dass man ein schlafendes Kind nicht wecken sollte. Es lernt, sein Schlafbedürfnis wie auch seine Nahrungsauf-

---

Wann sollen Sie Ihr Baby wecken?

Wecken Sie Ihr Baby behutsam zum Stillen
▶ in den ersten Tagen tagsüber, wenn es sich nicht von selbst mindestens alle drei Stunden meldet.
▶ später nur dann, wenn die Gewichtszunahme nicht ausreicht (Seite 46, 100).
▶ wenn es im Halbschlaf Hungerzeichen gibt.
▶ wenn Sie das Gefühl haben, Ihre Brust bräuchte dringend Entleerung.

Manche Babys melden sich nicht oft genug

PRAXIS
Wann und wie lange stillen?

nahme selbst zu steuern. Aber es gibt einige Ausnahmen.
Machen Sie höchstens zwei bis drei Weckversuche hintereinander. Wenn Ihr Baby nach wie vor tief schläft, lassen Sie es weiterschlafen und versuchen Sie es später noch einmal.
So können Sie Ihr Baby sanft wecken:

Behutsames Wecken

▶ Sprechen Sie mit ihm oder singen Sie ihm etwas vor.
▶ Nehmen Sie die Decke weg.
▶ Wickeln Sie es.
▶ Ziehen Sie es aus.
▶ Legen Sie sich das nackte Baby auf Ihren freien Oberkörper.
▶ Baden Sie es.
▶ Massieren Sie seinen Rücken, die Arme oder Füße.
▶ Rollen Sie es in der Rückenlage sanft hin und her.

Wie lange dauert eine Stillmahlzeit?

Ideal ist es, wenn Sie Ihr Baby so lange saugen lassen, bis es die Brust von selbst loslässt. Legen Sie es danach an der anderen Brust an, bis es wieder von selbst loslässt. Manchen Babys genügt das Stillen an einer Seite.
▶ Wenn Sie doch einmal das Saugen unterbrechen müssen – weil das Baby nicht gut angelegt ist oder weil es Ihnen weh tut –, ziehen Sie nie einfach die Brustwarze aus Babys Mund. Schieben

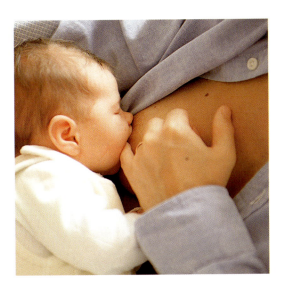

Sie Ihren kleinen Finger in den Mundwinkel des Babys zwischen seine Kieferleisten, lösen Sie so den Saugschluss und nehmen Sie dann das Baby von der Brust.
▶ Nach der Mahlzeit, eventuell auch vor dem Seitenwechsel, können Sie Ihr Baby aufstoßen lassen. Halten Sie es dazu aufrecht und klopfen Sie ihm dabei leicht auf den Rücken.
▶ Es wird oft vorkommen, dass Ihr Baby an der Brust einschläft. Ganz langsam lässt es die Brustwarze los und sie gleitet ihm aus dem Mund. Wenn das Baby im letzten Moment den Mund fest verschließt, schieben Sie Ihren kleinen Finger zwischen seine Kieferleisten, damit es Ihnen nicht weh tut. Ein eingeschlafenes Baby braucht man nicht aufstoßen zu lassen.

So lösen Sie das Baby sanft von der Brust.

Wenn das Baby an der Brust einschläft

PRAXIS

Die ersten Tage

> **Häufiges Spucken**
>
> In der ersten Zeit kann es sein, dass Ihr Baby oft spuckt. Zu Ihrer Beruhigung: Häufiges Spucken, eventuell sogar schwallartig, ist nicht bedenklich, sondern lediglich ein Wäscheproblem.

Behalten Sie Ihr Baby bei sich

Mutter und Kind in einem Zimmer

Am leichtesten gelingt es Ihnen, das Stillen zu erlernen, wenn Sie und Ihr Baby rund um die Uhr zusammen sind. Sie können auf die Hungerzeichen Ihres Babys nur dann unmittelbar eingehen oder es bei Bedarf wecken, wenn es ständig in Ihrer Nähe ist. Das dadurch mögliche häufige Stillen fördert die Milchbildung, Sie und Ihr Baby lernen sich bald gut kennen. Es fühlt sich bei Ihnen geborgen und ist zufriedener. Dadurch kommen auch Sie zu mehr Schlaf, fühlen sich bald sicherer und kompetenter als Mutter. Die Umstellung auf das Leben zu Hause wird Ihnen leichter fallen.

24-Stunden-Rooming-in

Die Möglichkeit, Ihr Baby bei sich im Zimmer zu behalten (24-Stunden-Rooming-in)

besteht in fast allen Kliniken. Es ist Ihre Entscheidung, die Möglichkeit anzunehmen. Äußern Sie Ihren Wunsch klar.
Wenn Sie nach einer schweren Geburt sehr erschöpft sind, kann es sein, dass Sie nicht sofort Rooming-in Tag und Nacht möchten. Versuchen Sie es, sobald Sie dazu in der Lage sind.

So kommen Sie am besten klar

Praktische Tipps fürs Krankenhaus

▶ Scheuen Sie sich nicht zu klingeln oder mit Ihrem Baby zum Personal zu gehen, wenn Sie Hilfe benötigen.
▶ Ihr Baby kann zeitweise oder fast immer mit Ihnen in Ihrem Bett bleiben. So ist es für Sie noch leichter, auf seine Äußerungen einzugehen.
▶ Sichern Sie es vor dem Herausfallen mit einer Deckenrolle, einem Stillkissen oder einem Gitter am Krankenhausbett. Sie können das Bett auch einfach an die Wand stellen.
▶ Wenn Ihr Baby schläft, machen Sie es ebenso und nutzen Sie die Zeit zum Schlafen.
▶ Nachts brauchen Sie nicht zu wickeln, außer die Windel riecht stark nach Stuhlgang oder ist durchnässt.
▶ Besuche machen Freude, können aber auch anstrengend sein. Jetzt brauchen Sie Ihre volle Auf-

merksamkeit füreinander. Haben Sie Mut, Grenzen zu ziehen und den einen oder anderen Besuch auf später zu verschieben.

Stillen nach Kaiserschnitt

Auch nach einem Kaiserschnitt können Sie stillen, denn Ihr Körper bildet nach einer Geburt durch Kaiserschnitt genauso Milch wie nach einer spontanen Geburt. Stillen ist gerade bei Kaiserschnitt günstig, da es die Rückbildung der Gebärmutter und damit die Heilung beschleunigt. Viele Frauen schätzen gerade nach einer Geburt, die anders als gewünscht verlaufen ist, die Nähe beim Stillen. Alles Wichtige für den Stillbeginn gilt auch nach Kaiserschnitt. Nach einer derartigen Operation sind Sie allerdings nicht sofort wieder fit und daher ist Folgendes zu beachten:

▶ In den ersten Tagen nach der Operation werden Sie Unterstützung beim Anlegen benötigen. Am Anfang können Sie Ihr Baby nicht selbst aus dem Bett heben und nicht allein versorgen. Haben Sie keine Scheu, nach der notwendigen Hilfe zu fragen. Besonders günstig ist es natürlich, wenn der Vater, eine Verwandte oder Freundin zumindest tagsüber bei Ihnen bleiben kann.

Notwendig: helfende Hände

▶ Die Rückenhaltung (Seite 30), halb aufgerichtet im Bett, hat sich speziell nach Kaiserschnitt bewährt. Lassen Sie sich Rücken und Arme mit Kissen gut abstützen und eine Rolle unter die Knie schieben. Ein Stillkissen leistet ebenfalls gute Dienste.

▶ Bei der Wiegehaltung (Seite 30) sitzen Sie in derselben Position im Bett, allerdings sollte zusätzlich ein großes Kissen Ihren Bauch schützen. Wenn der Seitenwechsel während einer Mahlzeit am Anfang schwierig ist, stillen Sie abwechselnd jeweils nur auf einer Seite.

▶ Die Seitenlage (Seite 31) werden Sie vermutlich erst später als angenehm empfinden. Dann können Sie im Liegen stillen, bequem abgestützt durch eine Rolle im Rücken des Babys und in Ihrem Rücken.

▶ Möglicherweise ist Ihr Kind wegen des Narkosemittels über mehrere Tage außerordentlich schläfrig. Haben Sie Geduld und legen Sie es bei den ersten Hungerzeichen an. Was jetzt schwierig und mühsam ist, kann in eine eingespielte, erfüllende Stillbeziehung münden.

▶ Wenn das Baby in einem eigenen Bett schläft, benötigen Sie immer Hilfe, um es herauszuheben. Sie haben es leichter, wenn es von vornherein bei Ihnen im Bett schläft.

Mögliche Stillpositionen nach Kaiserschnitt

Bei einem verspäteten Stillbeginn dranbleiben

PRAXIS

Die ersten Tage

Stillverträgliche Schmerzmittel

▶ Gegen starke Schmerzen gibt es verschiedene stillverträgliche Schmerzmittel. Sie sollten jeweils direkt nach einer Stillmahlzeit eingenommen werden.

▶ Wenn Ihr Baby in eine andere Station verlegt werden muss, haben Sie keine Hemmungen, sich zu jeder Mahlzeit oder so oft, wie Sie dazu in der Lage sind, im Rollstuhl zu Ihrem Kind fahren zu lassen.

▶ Gerade nach einem Kaiserschnitt ist praktische Hilfe zu Hause besonders wichtig. Muten Sie sich nicht zu viel zu.

Die Brust wird groß und voll

Am dritten, vierten Tag: der »Milcheinschuss«

Um den dritten, vierten Tag nach der Geburt verändert sich die Milch. Die Neugeborenenmilch, das dickflüssigere Kolostrum mit intensiv gelblicher Farbe, geht allmählich in reife Muttermilch über. Diese ist dünnflüssiger und gelblich weiß, manchmal bläulich. Gleichzeitig nimmt die Milchmenge deutlich zu. Dieser Vorgang kann von einem Anschwellen der Brüste begleitet sein, verursacht durch mehr Blut- und Lymphflüssigkeit und nur teilweise durch mehr Milch. Man spricht auch etwas irreführend vom Milcheinschuss.

TIPP!

Milcheinschuss – so beugen Sie vor

Die beste Maßnahme gegen einen unangenehmen oder sogar schmerzhaften Milcheinschuss ist frühes, häufiges und ausgiebiges Stillen von Geburt an. Bemühen Sie sich, Ihr Baby schon am ersten Tag so oft wie möglich, am besten mindestens achtmal anzulegen, auch wenn es jedes Mal nur kurz ist.

Bei Frauen mit einer Veranlagung zu reichlicher Milchbildung ist der Milcheinschuss oft sehr intensiv, sogar schmerzhaft, die vorbeugenden Maßnahmen sind umso wichtiger.

Erste-Hilfe-Maßnahmen bei starkem Milcheinschuss

▶ Wärmen Sie vor dem Stillen die Brust. Geeignet sind warme Kompressen, mit warmem Wasser getränkter Waschlappen, Wärmekissen, Kirschkernsäckchen und eine Wärmelampe.

▶ Wenn Ihr Baby Schwierigkeiten hat, die pralle Brust zu erfassen, entleeren Sie vor dem Stillen etwas Milch von Hand, mit einer Handpumpe oder einer elektrischen Pumpe (Seite 81–82).

Sich Linderung verschaffen

PRAXIS
Gefühle in der Wochenbettzeit
43

Kontinuierliche Entleerung

▶ Auch wenn Ihnen die Berührung der schmerzenden Brust unangenehm ist, versuchen Sie, Ihr Baby möglichst oft anzulegen, dafür dann eventuell etwas kürzer zu stillen.

▶ Eine sanfte Brustmassage vor und während des Stillens erleichtert den Milchfluss.

▶ Nach dem Stillen bringen kühle oder kalte Wickel Linderung (Quarkwickel, Weißkrautblätter aus dem Kühlschrank, weich geklopft, Kühlkissen, Eis oder gefrorene Erbsen im Plastikbeutel, in ein trockenes Tuch gewickelt). Lassen Sie Brustwarzen und Warzenhöfe auf jeden Fall von den Kältepackungen frei.

▶ Ein stillverträgliches Schmerzmittel kann im Notfall über die schwierigen Stunden hinweghelfen, eventuell ist auch ein homöopathisches Mittel geeignet.

Gefühle in der Wochenbettzeit

In der Zeit nach der Geburt Ihres Kindes erleben Sie äußerst intensive Gefühle unterschiedlicher Art. Vielleicht war die Geburt für Sie eine fordernde, gleichzeitig erfüllende Erfahrung und Sie verspüren spontan eine starke Bindung zu Ihrem Baby. Es kann aber auch sein, dass Ihre Erinnerungen an die Geburt belastend sind, Sie nicht spontan Muttergefühle haben und/oder sich im Umgang mit dem Neugeborenen unsicher fühlen. Große Glücksgefühle und bald darauf Niedergeschlagenheit, auch Weinen erleben viele Mütter in dieser Zeit. Sie haben lange den Höhepunkt der Geburt erwartet, da ist ein Tief danach verständlich. Auch wenn Sie eigentlich mit einem gesunden Kind glücklich sein sollten, kann es in Ihnen zeitweise ganz anders aussehen. Haben Sie Geduld mit sich selbst und sorgen Sie für sich – durch gute Ernährung, etwas Bewegung, Schlaf, wann immer möglich, praktische Unterstützung und Kontakt zu Menschen, die Sie ermutigen.

Ein Auf und Ab der Gefühle ist normal

> **TIPP!**
> ### Entlassung aus dem Krankenhaus
> Fragen Sie vor der Entlassung aus dem Krankenhaus nach dem niedrigsten Gewicht Ihres Babys und an welchem Tag das war. Diese Information benötigen Sie später zur Abschätzung der Gewichtszunahme. Zu Hause sollten Sie Ihr Partner oder andere, die Ihnen nahe stehen, sowie Ihre Hebamme bei den Nachsorgebesuchen unterstützen.

Wenn der Stillbeginn erschwert ist

Lassen Sie sich nicht entmutigen!

Nicht alle Frauen erleben Schwierigkeiten beim Stillbeginn, aber es ist gut zu wissen, wie Sie mit Problemen umgehen können, falls welche auftreten.

Schwierigkeiten beim Anlegen

Es kommt vor, dass sich das Anlegen in den ersten Tagen als schwierig gestaltet, vielleicht weint Ihr Baby sogar in der Nähe der Brust. Das ist für Sie als Mutter verständlicherweise belastend.

Doch Ihr Baby wird nach wie vor den Körperkontakt mit Ihnen genießen, es hat aber noch nicht herausgefunden, wie es an der Brust trinken kann und braucht Ihre Hilfe. Sein Weinen ist ein Hilfeschrei, kein Zeichen von Ablehnung seiner Mutter. Führen Sie es liebevoll in die neue Erfahrung ein. Gleichzeitig brauchen Sie jetzt Ausdauer und Geduld. Versuchen Sie immer wieder, Ihr Baby anzulegen. Je gelassener, desto besser. Gezielte Beratung ist jetzt notwendig (Seite 70).

Beständigkeit und Gelassenheit

TIPP!

Erste Hilfe bei Anlegeschwierigkeiten

Wählen Sie unter folgenden Vorschlägen aus:

▶ Legen Sie Ihr Baby nackt auf Ihren freien Oberkörper. Lassen Sie es dabei die Brust (erneut) eigenständig suchen. Nehmen Sie sich dafür wiederholt länger Zeit.

▶ Beruhigen Sie Ihr Baby (und natürlich auch sich selbst) vor jedem neuen Anlegeversuch.

▶ Achten Sie besonders auf eine optimale Stillhaltung und die einzelnen Schritte des Anlegens (Seite 32–33).

▶ Probieren Sie verschiedene Stillhaltungen aus (Seite 30–32).

▶ Lassen Sie – falls bisher benutzt – Flaschensauger und Schnuller nun konsequent weg.

▶ Tröpfeln Sie etwas Muttermilch auf die Lippen des Babys.

▶ Wenn Ihr Baby die Brust zwar nimmt, aber nicht zu saugen beginnt, können Sie mit einer Spritze mit weichem Aufsatz einige Tropfen Muttermilch (zur Not abgekochtes Wasser) in seinen Mundwinkel geben.

Hautkontakt als verblüffend einfache Lösung

PRAXIS
Wenn der Stillbeginn erschwert ist
45

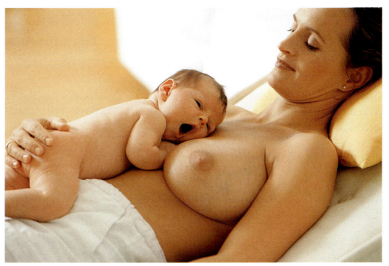

Hautkontakt am ganzen Körper hilft dem Baby besser zu saugen.

Es gibt noch weitere Möglichkeiten, das Anlegen zu fördern. Massieren Sie immer wieder sanft die Lippen Ihres Babys und die Umgebung des Mundes. Wenn Ihr Baby ruhig ist und Ihnen in die Augen schaut, machen Sie den Mund weit auf und strecken Sie die Zunge wiederholt langsam heraus. Warten Sie dann eine Minute, ob es Sie nachahmt. Wiederholen Sie dies später in Rückenhaltung und legen Sie Ihr Baby an, wenn es den Mund geöffnet hat. Sprechen Sie auch viel mit ihm, loben Sie es. Sagen Sie ihm, was Sie von ihm möchten. In manchen Fällen erleichtert ein Brusthütchen – im Rahmen einer sorgfältigen Beratung und richtig angewandt – das Saugen (Seite 106).

Unterschiedliches ausprobieren

Saugprobleme

Manchmal liegt ein Problem beim Saugen selbst vor. Schmatzende, klickende Geräusche beim Saugen oder eine zurückliegende Zunge sind Zeichen dafür. Bei vielen Babys führt das Saugen an künstlichen Saugern – Flaschensauger, Schnuller oder auch der Finger der Mutter – dazu, dass sie an der Brust nicht mehr oder nicht mehr so gut saugen. Das Saugen an der Brust und an einem künstlichen Sauger unterscheidet sich vor allem hinsichtlich der Zungenstellung. Manche Babys kommen mit dem Wechsel des Saugmusters zurecht, andere nicht. Die Korrektur entspricht der bei Anlegeschwierigkeiten und ist anstrengend für Mutter und Kind.

Saugverwirrung durch künstliche Sauger

PRAXIS

Wenn der Stillbeginn erschwert ist

Behandlungsmaßnahmen für spezielle Fälle wie Fingerfütterung und Saugtraining erfordern kontinuierliche Anleitung durch eine Fachkraft, die in dieser Technik ausgebildet ist. Beide sollten nicht leichtfertig angewandt werden.

Organische Gründe

Relativ selten beeinflussen organische Gründe wie eine akute oder chronische Krankheit, eine Spalte in Lippen, Kiefer oder Gaumen oder ein zu kurzes Zungenbändchen das Saugen. Diese Probleme sprechen an sich nicht gegen das Stillen, es bedarf aber spezieller Hilfe.
Ein zu kurzes Zungenbändchen hält die Zungenkante in der Mitte herzförmig zurück und das Baby kann die Zunge nicht weit genug über die Zahnleiste strecken. Wenn dadurch Probleme auftauchen, ist eventuell ein kleiner, (fast) schmerzloser Eingriff erforderlich.

Ein zu kurzes Zungenbändchen.

> **Checkliste: Nimmt Ihr Baby genügend zu?**
> Ihr Neugeborenes nimmt durch die Muttermilch genügend zu,
> ▶ wenn es täglich mindestens dreimal Stuhlgang und nach dem vierten Tag keinen schwarzen Neugeborenenstuhl mehr hat.
> ▶ wenn es innerhalb von 24 Stunden mindestens sechs nasse Windeln hat.
> ▶ wenn es nach dem dritten Tag nicht weiter abnimmt und ab dem fünften Tag beginnt, wieder zuzunehmen.
> ▶ wenn es nicht mehr als etwa 7 Prozent abnimmt und spätestens am 14. Tag sein Geburtsgewicht erreicht hat.

Wenn zugefüttert werden muss

Im Normalfall braucht Ihr Baby nichts anderes als die Milch aus Ihrer Brust. Künstliche Säuglingsnahrung, Tee oder Wasser stören nur die Anpassung der Milchmenge an die Bedürfnisse des Kindes. Dieses nimmt von Natur aus nach der Geburt zuerst ab und dann wieder zu.

Ausschließlich Muttermilch reicht

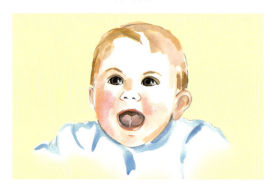

PRAXIS

Wenn der Stillbeginn erschwert ist

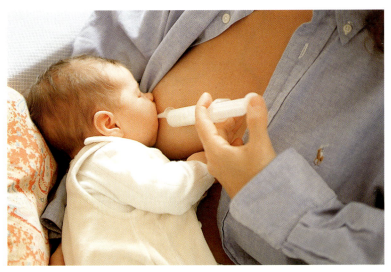

Kleine Mengen Milch können Sie mit einer Spritze zufüttern.

Zufüttern nur in Ausnahmefällen

Wenn Ihr Baby aber nicht so oft Ausscheidungen hat wie im Kasten Seite 46 beschrieben, mehr abnimmt und/oder nicht genügend zunimmt, ist es notwendig einzugreifen.

In diesen seltenen Fällen hat das Baby über einen längeren Zeitraum nicht ausreichend getrunken, obwohl es entweder ruhig war und viel geschlafen hat oder häufig geweint hat. Manche Babys reagieren nämlich auf Hunger mit Rückzug und Schlaf.

Ist dies der Fall, benötigen Sie sofort Hilfe, müssen nach den Ursachen suchen, Ihr Baby zum richtigen und häufigen Saugen an der Brust führen und die Milchbildung zusätzlich durch Pumpen anregen.

Was zufüttern und wie?

Optimal ist es, abgepumpte Muttermilch zu füttern. Falls dies nicht möglich ist, wählen Sie ein adäquates Muttermilchersatzprodukt.

▶ Eine Zufütterung soll das Stillen unterstützen und nicht beeinträchtigen. Daher geben Sie am besten die zusätzliche Milch während des Stillens. Kleine Mengen können Sie mit einer Spritze mit einem weichen, biegsamen Aufsatz geben, oder Sie verwenden ein Brusternährungsset (Seite 107). In vielen Fällen saugt das Baby durch die zusätzliche Milch an der Brust ruhiger, intensiver und ausdauernder, außerdem stimuliert es durch sein Saugen gleichzeitig die Milchbildung.

Stillfördernde Methoden

PRAXIS

Wenn der Stillbeginn erschwert ist

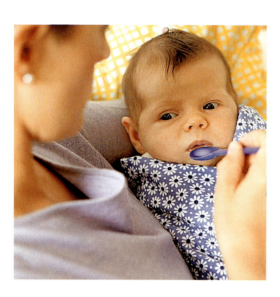

Sie können Milch auch mit dem Löffel füttern.

▶ Wenn dies nicht möglich ist, geben Sie die abgepumpte Milch mit einem Becher oder einem Löffel. Dazu wickeln Sie Ihr Baby in ein großes Tuch (damit es die Arme nicht bewegt) und halten es fast aufrecht. Führen Sie den kleinen Becher an die Unterlippe Ihres Kindes, neigen Sie ihn etwas und warten Sie, bis das Baby die Flüssigkeit mit der Zunge holt. Auch wenn Sie die Milch mit einem weichen Plastiklöffel geben, sollten Sie Ihr Baby beim Füttern fast aufrecht halten.

Das Baby wird gelb und müde

Viele Neugeborene bekommen innerhalb der ersten Lebenswoche eine gelbliche Hautfarbe. Dies ist ein normaler Vorgang bei der Umstellung vom Leben im Mutterleib auf das eigenständige Leben nach der Geburt. Das dabei entstehende Abbauprodukt Bilirubin, ein gelbbrauner Gallenfarbstoff, wird hauptsächlich über den Darm ausgeschieden. Daher ist die wichtigste Vorbeugung gegen zu hohe Bilirubinwerte, die das Kind schädigen könnten, häufiges Stillen. Durch die Nahrungszufuhr werden die Ausscheidungen insgesamt und damit auch die von Bilirubin angeregt. Im Krankenhaus wird der Bilirubinwert Ihres Kindes durch genaue Beobachtung und durch verschiedene Untersuchungen laufend kontrolliert. Ab einer bestimmten Konzentration von Bilirubin im kindlichen Blut wird die so genannte Phototherapie vorgeschlagen. Das Baby kommt für mehrere Stunden am Tag unter eine spezielle Blaulichtlampe. Gerade jetzt ist es wichtig, dass Sie sich nicht verunsichern lassen, weiterhin sehr häufig stillen und Ihr Baby anschließend wieder unter die Lampe legen. Babys mit gelblicher Hautfarbe sind eher müde. Wecken Sie Ihr Kind tagsüber alle zwei Stunden und stillen Sie es. Wenn Sie Ihr Baby nicht wecken können, beginnen Sie zu pumpen und füttern Sie mit stillfördernden Methoden (Seite 47) zu. Tee zu

Neugeborenengelbsucht vorbeugen

Auch während der Behandlung weiterstillen

PRAXIS

Wenn der Stillbeginn erschwert ist

geben wäre allerdings nicht hilfreich. Ihr Baby braucht Kalorien durch Ihre Milch.

Späte Neu-geborenen-gelbsucht Die späte Neugeborenengelbsucht, die erst nach der ersten Woche auftritt, ist beim gestillten Baby in der Regel harmlos und geht langsam zurück. Sie brauchen sich keine Sorgen zu machen und können mit dem Stillen unverändert fortfahren.

Abstillen im Wochenbett

Auch wenn Sie gleich nach der Geburt oder im Wochenbett abstillen wollen oder müssen, ist Ihr Körper nach der Geburt Ihres Kindes für eine gewisse Zeit auf Milchbildung eingestellt. Doch ohne das regelmäßige Saugen des Babys wird die Milchbildung allmählich von selbst aufhören. Abstillmedikamente, die diesen Prozess beschleunigen sollen, ha-

ben oft schwerwiegende Nebenwirkungen körperlicher und psychischer Art. Es bestehen inzwischen auch von ärztlicher Seite Bedenken gegen ihre routinemäßige Verordnung. Lassen Sie sich beraten, wie Sie auf andere Weise langsam und schonend abstillen können.

Das Wichtigste: die Freude an Ihrem Kind

Schwierigkeiten in der Anfangszeit sind eine große Herausforderung und erfordern viel Durchhaltevermögen von Ihnen, besonders, weil alles neu ist. Doch es lohnt sich, die Situation mit Geduld immer wieder anzugehen, bis sich Lösungen abzeichnen. Wichtig ist, dass die Freude an Ihrem Kind nicht von den Problemen überdeckt wird, sondern bestimmend bleibt.

Das Wesentliche im Auge behalten

TIPP!

Hilfe bei frühem Abstillen

▶ Verschaffen Sie sich Erleichterung, indem Sie duschen oder baden.
▶ Tragen Sie einen bequemen, gut sitzenden BH.
▶ Entleeren Sie gerade so viel Milch durch vorsichtiges Ausstreichen (Seite 80–81), dass Sie Linderung spüren, aber nicht mehr, damit die Milchbildung nicht angeregt wird.
▶ Kühlen Sie die Brust (Quarkwickel oder kalte Umschläge) und massieren Sie sie sanft nach Bedarf.
▶ Achten Sie auf Zeichen von beginnendem Milchstau (Seite 98).
▶ Trinken Sie reichlich Salbei- oder Pfefferminztee. Er vermindert die Milchmenge.

PRAXIS
50

Extra: Babys Sprache verstehen

Sicher wollen Sie nur allzu gern die Sprache Ihres Babys verstehen. Viele seiner Äußerungen werden Sie deuten können, ohne darüber nachzudenken. Aber oft genug sind junge Eltern verunsichert und wissen nicht, was ihr Baby möchte.

Sich verstehen schafft Vertrauen

Die Bewusstseinsstadien Ihres Babys

Ein Neugeborenes ist nicht immer bereit zu aktiver Kommunikation. Die Bereitschaft zu Kontakt und Rückzug wechseln einander ab. Sechs verschiedene Bewusstseinsstadien sind zu unterscheiden:
1. Manchmal ist das Baby ruhig aufmerksam. Es bewegt sich kaum, ist aufnahmefähig und interessiert. Seine Augen sind weit geöffnet (Neugeborene sind übrigens kurzsichtig und sehen in einer Entfernung von 20 bis 25 Zentimetern scharf). In dieser Phase ist es am leichtesten, mit dem Baby Kontakt aufzunehmen. Warten Sie darauf und nutzen Sie die Gelegenheit. Nach wenigen Minuten lässt die Aufmerksamkeit des Babys wieder nach.
2. Aktiv aufmerksam bewegt es sich oft, blickt um sich und gibt leise Laute von sich.
3. Wenn das Baby schläfrig ist, werden seine Augen glasig, die Lider senken sich, es bewegt sich langsamer.
4. Der ruhige Schlaf ist fast ohne Bewegung, das Baby atmet tief und ruhig.
5. Im aktiven Schlaf bewegen sich die Augäpfel unter den Lidern,

Ruhig aufmerksam blickt das Baby um sich.

Schläfrig ist das Baby nicht gesprächsbereit.

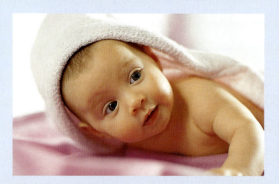
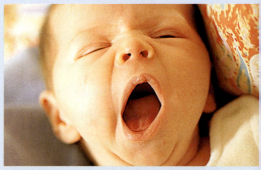

PRAXIS

Extra: Babys Sprache verstehen

das Kind bewegt sich stärker und atmet unregelmäßiger, sein Gesichtsausdruck wechselt.
6. Durch Weinen zeigt das Baby, dass es sich nicht wohl fühlt. Wenn Sie es dann hochnehmen, streicheln, ruhig zu ihm sprechen, kehrt es oftmals wieder in den ruhig aufmerksamen Zustand zurück.

Eltern und Kind brauchen vor allem Zeit

Sie verstehen Ihr Baby am besten, wenn Sie genau zuhören und aufmerksam beobachten. Wenn Sie Ihr Kind mit seinem Namen ansprechen, warten Sie am besten einen Moment, bis es sich Ihnen zuwendet. Suchen Sie den Augenkontakt, bevor Sie weiter zu ihm sprechen oder etwas mit oder an ihm tun. Nur bei langsamen Bewegungen können Sie den Blickkontakt zu Ihrem Baby halten.

Sie brauchen vor allem Zeit, um auf die Äußerungen des Kindes zu warten und seine Initiative aufzugreifen. Es tut Ihrem Kind gut, wenn Sie auf seine Laute hören, auf sein Lächeln warten und Ihre Worte wirklich an Ihr Kind gerichtet sind.

Aus den vielen Alltagshandlungen – stillen, baden, wickeln, anziehen, kuscheln – können kleine Gespräche entstehen, ein

Beobachten Sie Babys Reaktionen genau

wirklicher Austausch zwischen Mutter oder Vater und Kind.

Stillen – Zeit besonderer Kommunikation

Das Stillen ist eingebettet in einen regen Austausch zwischen Mutter und Kind. Zuerst gibt das Baby mit Hungerzeichen (Seite 36) zu verstehen, dass es bereit zum Saugen ist. Seine Laute bewirken körperliche Veränderungen bei der Mutter, zum Beispiel eine erhöhte Blutzufuhr in den Brüsten. Wenn die Mutter das Baby dann hochnimmt, ändert sich sein Tonfall oder es wird ruhig. Die Mutter bietet ihm die Brust an, es beginnt zu saugen und entspannt sich sichtbar. Bei der Mutter wird der Milchspendereflex (Seite 15) ausgelöst. Wenn das Baby satt ist, lässt es von selbst los.

Auch bei anderer Ernährungsweise können Sie die Mahlzeit als Gespräch auffassen und auf die Initiative und die Bedürfnisse Ihres Babys genau achten.

Stillen ist kontinuierlicher Austausch

Körperausdruck und Sprache

Wenn Sie Ihr Baby auf den Arm nehmen möchten, ist das auch eine Gelegenheit zu Kommunikation. Kündigen Sie Ihre Absicht an und wecken Sie sein Interesse.

PRAXIS

Extra: Babys Sprache verstehen

Die Körpersprache beachten

Strecken Sie die Hände einladend aus und warten Sie einen Moment. Bald wird Ihr Kind Sie ansehen; wenn es etwas älter ist, wird es Ihnen selbst die Arme entgegenstrecken. Nehmen Sie es dann hoch, drückt Ihr Baby seine Antwort auch mit dem Körper aus. Wenn es mit den Bewegungen nicht mitgeht oder sich steif macht, bedeutet das »Noch nicht!«, Entspannung heißt »Das war das Richtige«.

Vom ersten Tag an fügen Sie der nonverbalen Kommunikation die gesprochene Sprache hinzu. Begleiten Sie Ihre Handlungen, wann immer möglich, mit einfachen Sätzen. Sagen Sie Ihrem Kind, was Sie gerade mit ihm machen oder gleich machen wollen. Das Baby braucht Ihre normale Sprache, einfach aber korrekt. Zuerst hört es die gesprochenen Sätze, später versteht es zunehmend und deutlich später beginnt es zu sprechen. So ermöglichen Sie Ihrem Kind, seine Muttersprache zu erlernen.

Was möchte mein Baby sagen?

Noch kann sich Ihr Baby nicht in Worten mitteilen. Aber seine unterschiedlichen Ausdrucksmöglichkeiten lassen sich in Worte fassen und übersetzen.

Wenn das Baby nach der Geburt die Brust sucht, ist spürbar »Ich suche dich«. Intensives Saugen bedeutet unmissverständlich »Ich brauche dich«. Das weinende Kind an der Brust heißt »Ich komme nicht zurecht. Ich brauche jetzt deine Hilfe«.

Geballte Fäustchen und angespannte Arme am Anfang einer Stillmahlzeit bedeuten »Ich bin äußerst hungrig«. Entspannte Finger gegen Ende signalisieren der Mutter »Ich bin entspannt und satt«.

Um Weinen wirklich zu verstehen, müssen Sie es zunächst aushalten und anteilnehmend zuhören können. Wenn Sie Ihr Baby tröstend im Arm halten, hilft Ihnen genaue Beobachtung, die Ursachen herauszufinden. Mit der Zeit werden Sie unterschiedliches Weinen und seine Bedeutungen schon am Tonfall erkennen.

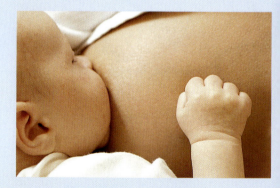

Die kleine Babyfaust signalisiert Hunger.

Übersetzungsbeispiele

▶ Bei einem Familienfest möchten alle das Baby auf den Arm nehmen.Wenn es zu quengeln oder zu weinen anfängt, bedeutet das: »Mir ist es zu viel. Ich kann das nicht verarbeiten. Ich brauche Rückzug.«

▶ Wenn ein älteres Baby von jemandem, den es nicht kennt, auf den Arm genommen wird, beginnt es zu weinen. Nimmt die Mutter das Kind auf den Arm, verstummt es. Es zeigt damit, dass es die Personen klar unterscheidet – nicht aber, dass es den anderen ablehnt.

▶ Unruhe oder Weinen am Ende der Mahlzeit hat andere Ursachen als Hunger, falls das Baby ausdauernd gesaugt und geschluckt hat.

▶ Wenn Ihr Baby im Laufe des Tages sehr viel weint, jedoch genügend Ausscheidungen hat (Seite 59), heißt das »Ich bin satt, weine wegen etwas anderem«. Ausgedehntes Weinen bei wenig Ausscheidungen bedeutet »Ich weine vor Hunger«. Wenn Ihr Baby zu wenig Ausscheidungen hat, aber kaum weint und viel schläft, ist das ein Alarmzeichen »Ich bekomme nicht genug. Ich brauche Hilfe«.

▶ Untröstliches Weinen bedeutet manchmal Müdigkeit oder aber Bauchweh. Wenn sich das Baby aufbäumt, ist es völlig außer sich. Dann ist es darauf angewiesen, dass Sie es aktiv aus der Überstreckung in die entspannende Vorwärtskrümmung zurückholen.

»Fremdeln« ist ein wichtiger Entwicklungsschritt

Was erleichtert die Verständigung?

Das dem Kind eigene Temperament spielt eine Rolle für die Verständigung. Botschaften von Babys, die von den Eltern als pflegeleicht empfunden werden, werden eher übersehen. Bei Babys dagegen, die ihre Bedürfnisse lautstark ausdrücken, kann man sicher sein, dass sie sich rechtzeitig melden. Doch es gibt auch einige Dinge, durch die Sie selbst die Verständigung mit Ihrem Kind erleichtern und fördern können:

▶ Im Kinderwagen oder in einer Traghilfe sollte Ihr Kind immer zu Ihnen gewandt sitzen, damit Blickkontakt möglich ist.

▶ Ohne Schnuller können Sie den Gesichtsausdruck Ihres Babys wesentlich leichter deuten.

▶ Wenn Sie Ihr Kind direkt ansprechen, wird es Ihnen besser zuhören.

▶ Das Wichtigste: Die zunehmend engere Beziehung zwischen den Eltern und dem Kind erleichtert die Verständigung am meisten.

Die Kontaktaufnahme ermöglichen

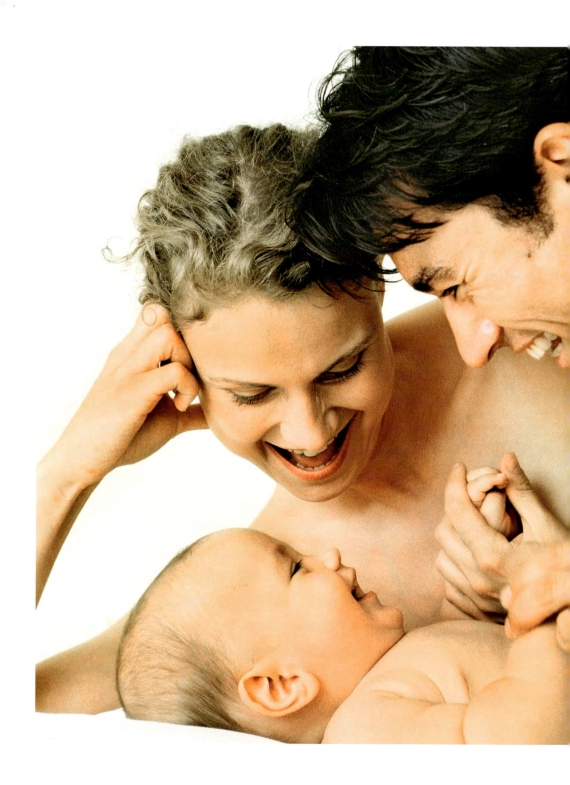

PRAXIS
55

Der Alltag mit dem Baby

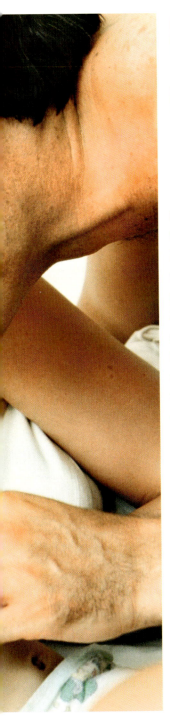

Endlich zu Hause mit dem Baby in vertrauter Umgebung! Doch trotz aller Glücksgefühle werden Sie als Eltern stark gefordert, ist in dieser ersten Zeit manches schwieriger als gedacht. Das Stillen hat sich noch nicht eingespielt.
Als Familie müssen Sie erst zusammenwachsen und den Alltag neu gestalten. Um diese Phase zu erleichtern, finden Sie auf den folgenden Seiten praktische Anleitung und viele Tipps für das Stillen, den Alltag und wie Sie mit möglichen Schwierigkeiten umgehen können.

Die ersten Wochen und Monate

Die Zeit nach dem Wochenbett bringt enorme Veränderungen mit sich. Die große Aufgabe ist es nun, eine Familie zu werden oder als Familie neu zusammenzufinden. Der Übergang von einer Zweierbeziehung zu einem Beziehungsdreieck – oder zu einer größeren Familie – ist eine große Herausforderung.

Stillpraxis zu Hause

Die weit verbreitete Vorstellung von einem vor Glück strahlenden jungen Paar mit seinem Wunschkind entspricht zumeist nicht der Realität. Die jungen Eltern müssen feststellen, dass das Baby nicht unbedingt lange und friedlich zwischen den Stillmahlzeiten schläft, dass es manchmal kaum ein Dazwischen gibt. Die Bedürfnisse der Eltern müssen oft an zweiter Stelle stehen, weil die des Kindes so dringend sind. Langsam wird klar, dass es nicht so einfach ist, ein Kind ins »normale Leben« zu integrieren. Auch die Partnerbeziehung verändert sich. Es gibt jetzt kaum noch Zeit zu zweit.

Idealbild und Wirklichkeit

Babypflege: Fulltimejob

Besonders erstaunlich erscheint vielen jungen Eltern der Aufwand, der mit der täglichen Pflege des Babys verbunden ist. Rund um die Uhr, sieben Tage die Woche sind Sie für Ihr Baby zuständig. Wahrscheinlich sind Sie müde und erschöpft, vielleicht haben Sie noch Nachwirkungen von der Geburt oder Anfangsschwierigkeiten beim Stillen. Wenn Sie bislang ohne größere Schwierigkeiten Partnerschaft, Beruf, Haushaltsführung, Hobbys und Freundeskreis miteinander verbunden haben, ist es frustrierend, in den ersten Wochen nach der Geburt »nur« Stillen und Pflege Ihres Babys zu schaffen.

Rund um die Uhr gefragt

Sie erlernen einen neuen Beruf

Der Partner, der wie gewohnt weiterhin seinem Beruf nachgeht, kann vielleicht nicht verstehen, warum Putzen, Wäschewaschen und Kochen manchmal nicht erledigt sind. Die Antwort ist einfach. Sie lernen einen ganz neuen Beruf, auf den kaum eine Frau in unserer Gesellschaft vorbereitet

Das Wichtigste ist Ihr Baby

PRAXIS
Stillpraxis zu Hause

ist – und Sie haben alle Hände voll damit zu tun.
Mit der Zeit und durch die wachsende Erfahrung wird es Ihnen immer leichter fallen, Baby und andere Aufgaben unter einen Hut zu bekommen. Bis dahin benötigen Sie aber Verständnis und tatkräftige Unterstützung. Haben Sie keine Hemmungen, um Hilfe zu bitten oder Hilfsangebote anzunehmen, beispielsweise wenn Verwandte oder Freunde kochen, Einkäufe erledigen, die Wäsche machen oder sich um Geschwisterkinder kümmern wollen.

Unterstützung ist wichtig

Realistische Erwartungen

Erwarten Sie jetzt nicht zu viel von sich und Ihrem Kind. Es ist beispielsweise ganz normal, wenn sich Ihr Baby sehr oft meldet, keinen Vier-Stunden-Rhythmus einhält und nachts nicht durchschläft. Ärger über den ungewohnten Zeitmangel, Müdigkeit, manchmal auch Tränen sind völlig normale Reaktionen. Zu viel oder zu anstrengender Besuch kann belastend sein, ebenso zu viele Unternehmungen.
Wenn es Ihnen gelingt, überzogene Erwartungen sowohl gegenüber dem Kind als auch gegenüber sich selbst und dem Partner abzubauen oder besser gar nicht erst aufkommen zu lassen, vermeiden Sie viel unnötigen Stress.

Der Stillrhythmus

Allmählich spielt sich der Stillrhythmus ein. Mit jedem Tag weiß Ihr Baby besser, was es an der Brust tun soll. Das Anlegen klappt schneller, leichter und sicherer. Sein Saugen wird nach und nach besser, es entleert schneller mehr Milch, wodurch sich auch der Stillrhythmus verändert – die Abstände zwischen den einzelnen Stillmahlzeiten werden länger.
Manche Babys trinken rund um die Uhr alle drei Stunden ziemlich konzentriert und am Stück. Sie saugen etwa fünfzehn bis zwanzig Minuten an der ersten Brust und weitere zehn bis fünfzehn Minuten an der zweiten. Machen Sie sich aber keine Gedanken, wenn Ihr Baby schon nach einer Seite satt wurde. Durch eine ausgedehnte Stillzeit

Wie viele Stillmahlzeiten pro Tag?

Normal sind acht bis zwölf Mahlzeiten in 24 Stunden in der ersten Zeit, später meist weniger. Einige wenige Babys benötigen von Anfang an weniger Mahlzeiten. Erwarten Sie keinen gleichmäßigen Rhythmus, Unregelmäßigkeit ist eher die Regel.

Häufige Stillmahlzeiten bei den meisten

> ### Wann Seitenwechsel?
> Lassen Sie Ihr Baby an einer Seite trinken, bis es von selbst aufhört. Dann erst bieten Sie ihm die andere Brust an.

Sättigende Hintermilch

an einer Brust erhält es auch die fettreichere Hintermilch, die erst gegen Ende der Mahlzeit fließt. Sie sollten also nicht gleich zu Beginn die Seiten wechseln. Bei der nächsten Mahlzeit beginnen Sie mit der anderen Brust. Auf diese Weise wird die Milchbildung in beiden Brüsten gleichmäßig angeregt.

Wenn Ihr Baby oft und kurz trinkt

Andere Babys möchten sehr viel häufiger, innerhalb von ein bis zwei Stunden, immer wieder für kurze Zeit trinken. Sie nehmen in dieser kurzen Zeitspanne vier- bis sechs Minimahlzeiten zu sich. Dazwischen sind die Babys unruhig, quengelig oder sie schlafen nur leicht. Erst nach dieser Phase fallen sie in einen tiefen Schlaf, der mehrere Stunden dauern kann. Viele Mütter schließen daraus, dass sie zu wenig Milch haben, doch das trifft in der Regel nicht zu. Tatsächlich ist dieses Verhalten eines kleinen Babys ganz normal und kein Grund zur Sorge.

Wenn es notwendig ist, dass Ihr Baby mehr fettreichere Hintermilch (und weniger milchzuckerreiche Vordermilch) bekommt, sollten Sie ihm während einer solchen Serie von gehäuften, kurzen Mahlzeiten innerhalb von ein bis zwei Stunden immer dieselbe Brust anbieten. Dabei kommt das Baby insgesamt auch auf eine Stilldauer von mindestens fünfzehn bis zwanzig Minuten pro Brustseite.

Bei den angegebenen Stillzeiten ist gemeint: intensives Saugen mit gelegentlichen Pausen. Einige wenige Stillpaare kommen auf lediglich fünf Stillmahlzeiten pro Tag, dabei nimmt das Baby angemessen zu. Sie sind aber die große Ausnahme, so ein Rhythmus kann von der Mehrheit nicht erwartet werden. Machen Sie sich also keine Sorgen, wenn Ihr Baby häufiger trinken will.

Saugen zum Trost

Die meisten Babys haben zeitweise die Brustwarze im Mund, saugen aber nicht intensiv, sondern nuckeln. Viele Mütter genießen dieses Saugen zum Trost. Eine Begrenzung ist nur dann notwendig, wenn es Ihnen selbst unangenehm ist oder wenn das Baby nicht gut zunimmt.

»Nuckeln« – schön für Mutter und Kind

PRAXIS
Stillpraxis zu Hause

Den Stillrhythmus beeinflussen?

Am einfachsten und besten ist es, wenn Sie nicht nach der Uhr stillen, sondern dem Rhythmus Ihres Kindes folgen. Allein zu wissen, dass der Rhythmus Ihres Babys nicht außergewöhnlich ist, ist schon entlastend.

Das Baby gibt den Rhythmus vor

Wenn dieser stark von Ihren Vorstellungen abweicht, können Sie versuchen, den Stillrhythmus sanft zu beeinflussen, obwohl vom Kind her keine Notwendigkeit dafür besteht. Wenn das Baby während der Mahlzeit einschläft, wecken Sie es, indem sie es wickeln, und legen Sie es danach erneut an. Dadurch trinkt es mehr und meldet sich vielleicht erst später zum nächsten Stillen.
Wenn allerdings das Kind unglücklich ist, nicht genügend Ausscheidungen hat oder nicht gut zunimmt, stellen Sie den Rhythmus entsprechend seiner Bedürfnisse wieder um.

> **TIPP!**
> ### Machen Sie die Stillzeiten zu Ruhepausen
> Stillen Sie tagsüber hin und wieder im Liegen. Das entspannt. Und ein weiterer Vorteil: Wenn Ihr Baby dabei einschläft, kann es gleich liegen bleiben.

Wie viel Milch bekommt mein Baby?

Es ist wichtig dass Sie lernen selbst zu beurteilen, ob Ihr Kind optimal versorgt wird. Die folgende Checkliste hilft dabei. Wenn die meisten der genannten Punkte zutreffen, ist alles in Ordnung. Gelegentliche Gewichtskontrollen werden Ihre Beobachtungen bestätigen. Wenn dem nicht so ist, das Kind nicht ausreichend zunimmt, gehen Sie der Sache unbedingt nach (Seite 101–102).

Bekommt das Baby genügend Milch?

So erkennen Sie, ob Ihr Baby ausreichend Milch bekommt:

Die Ausscheidungen:
▶ Ein Baby, das ausschließlich Muttermilch (und keinen Tee) bekommt, hat normalerweise sechs bis acht nasse Stoffwindeln oder fünf bis sechs schwere Wegwerfwindeln in 24 Stunden. Der Urin ist farblos, nicht gelb.
▶ Muttermilchstuhl ist senffarben und kann dünnflüssig sein. In den ersten vier bis sechs Wochen enthalten zwei bis fünf Windeln pro Tag Stuhl. Später kann dies so bleiben, es ist aber auch kein Grund zur Besorgnis, wenn bis zu 14 Tage zwischen zwei Stuhlgängen vergehen.

Das Gedeihen selbst beobachten

Die ersten Wochen und Monate

Das Stillen:

▶ Ihr Baby hat die Brust richtig erfasst und saugt ausdauernd mit gelegentlichen Pausen. Sie hören deutliches Schlucken.

▶ Sie stillen durchschnittlich acht- bis zwölfmal täglich, jeweils so lang, bis das Kind von allein aufhört. Seine Hände und Arme sind nach dem Stillen ganz entspannt, der Mund ist feucht.

Die Mutter:

▶ Sie empfinden ein starkes Saugen, aber keinen Schmerz. Eventuell bekommen Sie während des Stillens Durst.

▶ Nach dem Stillen ist Ihre Brust deutlich weicher als vorher.

Das Kind:

▶ Das Baby wird länger und nimmt genügend zu (monatlich etwa 500 Gramm im ersten Lebenshalbjahr, danach weniger).

▶ Das Kind hat eine glatte Haut und glänzende Augen, es ist an seiner Umwelt interessiert und entwickelt sich altersgemäß.

So erkennen Sie guten Milchfluss

Wachstumsschübe

Ihr Baby wächst nicht gleichmäßig, sondern in Schüben. Auf eine Phase langsamen Wachstums folgt eine kurze Phase sehr schnellen Wachstums. Da Ihr Baby bei diesen Schüben mehr Nahrung braucht, meldet es sich öfter zum Trinken – zumeist gerade wenn Sie meinen, jetzt hätte

> **So wächst Ihr Baby**
>
> Wachstumsschübe treten typischerweise auf
> ● zwischen dem 7. und dem 14. Lebenstag
> ● zwischen der vierten und der sechsten Woche
> ● zwischen dem dritten und dem vierten Monat

sich endlich ein Rhythmus eingependelt. Vielleicht denken Sie in solchen Phasen, Ihre Milch sei weniger geworden, fühlen sich verleitet zuzufüttern. Dies ist jedoch ein falscher Schluss. Tatsächlich bilden Sie genauso viel Milch wie vorher, nur Ihr Baby braucht mehr, weil es wächst. Es meldet seinen erhöhten Bedarf und liefert die Lösung gleich mit. Denn durch vermehrtes Saugen sorgt es für eine Steigerung der Milchbildung.

Legen Sie Ihr Kind für zwei, drei Tage sehr oft an – möglichst auch nachts. Achten Sie darauf, dass Ihr Baby die Brust richtig erfasst hat und gut entleert. Wenn Sie zwei Tage etwa alle zwei Stunden stillen (gerechnet von Beginn einer Mahlzeit bis zum Beginn der nächsten), mit längeren Pausen in der Nacht, wird sich Ihre Milchbildung rasch dem veränderten Bedarf des Babys anpassen. Danach werden Sie aller

Die Milchbildung passt sich an

PRAXIS
Stillpraxis zu Hause
61

Wahrscheinlichkeit nach wieder in dem gewohnten oder sogar in einem lockereren Rhythmus weiterstillen können.

Gestillte Babys, von schlank bis pummelig Manche ausschließlich gestillten Kinder sind sehr schlank, andere richtig pummelig, haben vor allem an Armen und Beinen Babyspeck. Im Gegensatz zu den mit künstlicher Milch ernährten Babys können Babys, die ausschließlich gestillt werden, kein Übergewicht bekommen. Sobald das Kind krabbelt, wird es sein Aussehen verändern.

Zusätzlich Vitamine, Tee oder Wasser geben?

Muttermilch enthält für ungefähr die ersten sechs Monate alles, was Ihr Baby braucht. Es ist aber Praxis, zusätzlich Vitamin K und Vitamin D zu geben.

Umfassend versorgt durch Muttermilch
▶ Vitamin K wird in den ersten Tagen routinemäßig gegeben, um das äußerst seltene Risiko einer Gehirnblutung zu reduzieren.
▶ Die längerfristige tägliche Einnahme von Vitamin D wird als Vorbeugung gegen Rachitis, einer Fehlbildung der Knochen, empfohlen. Für Babys mit dem Risiko eines Vitamin-D-Mangels ist dies eine sinnvolle Vorkehrung. Gefährdet sind vor allem dunkelhäutige Kinder in kalten Klimazonen, Babys, die nicht genügend Sonnenlicht bekommen und Kin

der von Müttern mit Vitamin-D-Mangel. Wenn sich Ihr Baby jede Woche insgesamt 30 Minuten lang mit leichter Bekleidung oder zwei Stunden mit vollständiger Bekleidung in der Sonne aufhält, kann es selbst genügend Vitamin D bilden (Achtung: vermeiden Sie unbedingt einen Sonnenbrand!). Sprechen Sie mit Ihrem Kinderarzt über Vitamin D.
▶ Ein voll gestilltes Baby, das gut angelegt wird, häufig und lange genug an der Brust saugt und die Milch gut entleert, benötigt in den ersten sechs Monaten keinerlei Flüssigkeit außer der Milch seiner Mutter – auch keinen Tee und kein Wasser.

Keinen Tee und kein Wasser

Wenn es heiß ist, trinken Babys automatisch entsprechend häufiger und kürzer, weil die Vordermilch den Durst besonders gut löscht. Wasser oder Tee täuschen einen vollen Magen vor. Dadurch trinkt das Kind weniger oder weniger gut an der Brust und die Milchbildung kann zurückgehen.

Braucht das Baby einen Schnuller?

Der Gebrauch eines Schnullers wird von Eltern und Fachleuten sehr emotional diskutiert. Schnuller sind bei vielen Eltern beliebt, weil sie die Kinder beruhigen. Aber sie haben große Nachteile. Deswegen entscheiden

PRAXIS
Die ersten Wochen und Monate

Ohne Schnuller geht es auch.

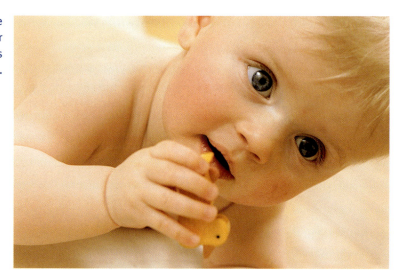

sich manche Eltern gegen den Schnuller, auch wenn dies streckenweise anstrengend ist.

Negative Auswirkungen des Schnullers

Viele Nachteile des beliebten Saugers

▶ Das Baby befriedigt mit dem Schnuller einen Teil seines Saugbedürfnisses. Weniger Saugen an der Brust und zu wenig Milch können die Folge sein.
▶ Durch den Schnuller übersieht die Mutter leicht die Hungerzeichen ihres Babys. Dadurch können die Abstände zwischen den Stillmahlzeiten zu groß werden und das Baby gerät unbemerkt in eine Art Fastenzustand.
▶ Das Baby saugt am Schnuller mit einem anderen Bewegungsmuster als an der Brust. Dies kann das richtige Saugen an der Brust stören. Wunde Brustwarzen, Brustverweigerung, mangelnde Gewichtszunahme und vorzeitiges Abstillen sind die Folge.
▶ Kinder, die regelmäßig den Schnuller benutzen, leiden häufiger unter Pilzbefall im Mund und unter Mittelohrentzündung.
▶ Verformungen des Gaumens und Zahnfehlstellungen können die Folge von sehr langer Benutzung des Schnullers sein. Die Kräftigung der Mundmuskulatur durch das Stillen dagegen beeinflusst die Zahnstellung optimal.
▶ Durch den Schnuller soll sich das Baby ruhig verhalten. Aber gerade die aktiven Phasen braucht es für seine Entwicklung.
▶ Der überwiegende Teil der Kinder, die später eine logopädische

Kinder sollen aktiv sein

> **TIPP!**
>
> ## Schnuller und Stillen
>
> **Optimal ist,** wenn Sie dauerhaft auf den Schnuller verzichten können. Wenn Sie Ihrem Kind doch den Schnuller geben, wenden Sie ihn sparsam an und achten Sie auf die Bedürfnisse Ihres Kindes. Besonders ungünstig ist der Schnuller während längerer Schlafperioden oder beim Reden.

Behandlung brauchen, hat an künstlichen Saugern gesaugt.

▶ Die Entwöhnung vom Schnuller ist oft schwierig.

Wenn Schnuller, dann in Maßen

▶ Die vorübergehende Verwendung beispielsweise während einer kurzen Autofahrt, damit Mutter oder Vater sich auf den Verkehr konzentrieren können, ist anders zu beurteilen als der regelmäßige oder lang andauernde Gebrauch des Schnullers.

Die Nächte mit dem Baby

Babys schlafen anders als Erwachsene. Tiefer und leichter Schlaf wechseln sich in kurzen Abständen ab, die Kinder wachen öfters auf. Die meisten Babys benötigen für mehrere Monate eine oder mehrere Mahlzeiten pro Nacht. Ein Neugeborenes hat einen sehr kleinen Magen, trotzdem soll es sein Gewicht im ersten Halbjahr verdoppeln. Viele kleine Mahlzeiten und häufige kürzere Schlafperioden sind daher wichtig für sein Überleben. Es fördert die Milchbildung, regt die Entwicklung des Gehirns an und stabilisiert das Atmen.

Nachtmahlzeiten wichtig für das Gedeihen

Für viele Mütter ist das mehrmalige Stillen nachts unkompliziert und nicht übermäßig anstrengend. Sie wachen meist von selbst auf, kurz bevor das Baby wach wird, wickeln es nicht, machen nur die Brust frei und legen das Kind an. Übervolle Brüste werden so vermieden und durch das Milchbildungshormon Prolaktin, das beruhigend wirkt, schlafen die Mütter schnell wieder ein. Andere dagegen fühlen sich nach kurzer Zeit durch die wiederholte Unterbrechung des Schlafs sehr erschöpft. Es wird einfacher, wenn Sie beim Stillen nur gedämpftes Licht einschalten, das Baby direkt neben sich liegen haben und es nicht wickeln (außer bei Stuhlgang).

Elternsein auch nachts

Das Kind im elterlichen Bett?

Vielleicht haben Sie Bedenken, dass das Kind, einmal im Elternbett, nie wieder heraus will. Doch ein Kind, dessen Bedürfnisse seinem Alter entsprechend befriedigt werden, wächst irgendwann

PRAXIS

Die ersten Wochen und Monate

> **WICHTIG**
>
> ### Gemeinsam in einem Bett – darauf sollten Sie achten
>
> ▶ Ihr Baby sollte in Rückenlage auf einer festen Unterlage schlafen. Wasserbetten oder ein Sofa sind nicht geeignet. Decke und Bezug müssen genau passen, zwischen Matratze, Bettgestell und Wand darf keine Lücke sein. Das Gesicht des Babys darf nicht durch lose Decken oder Kissen verdeckt werden. Sichern Sie die Bettaußenseite, damit das Baby nicht herausrollen kann.
> ▶ Ziehen Sie Ihr Kind nicht zu warm an.
> ▶ Wenn Sie Alkohol oder Medikamente, die schläfrig machen, genommen haben, sollte das Kind in einem separaten Bett, aber im selben Zimmer schlafen.
> ▶ In Gegenwart des Kindes oder in Räumen, in denen es sich aufhält, darf nicht geraucht werden.

Nachts bei Ihnen im Zimmer

aus dem Elternbett heraus und ist dann bereit, von sich aus den nächsten Schritt zu gehen. Wenn dies länger dauert, als es die Eltern wünschen, können Kinder ab einem bestimmten Alter auch behutsam in die gewünschte Richtung geführt werden.
Vielleicht machen Sie sich auch Gedanken, weil Sie vom Plötzlichen Kindstod (SIDS) gehört haben. Niemand kann für sein Kind eine vollständige Sicherheit erreichen, wo immer das Baby schläft. Wenn Ihr Baby in Ihrem Bett schläft, ist dies sicher, vorausgesetzt Sie beachten einige Regeln (siehe Kasten). Schlafen Sie zur Sicherheit des Kindes auf jeden Fall immer zusammen mit ihm in einem Zimmer.

Achten Sie darauf, dass das Familienbett groß genug ist. Ein Kinderbett auf der einen Seite ohne Gitter an das elterliche Bett gestellt, ein Anbau an das Ehebett, eine Matratze neben dem elterlichen Bett sind erprobte Ideen vieler Familien.
Einige Mütter ziehen es vor, das Baby in einem Korb oder in ei-

Das Familienbett: Möglichkeit zu engem Kontakt.

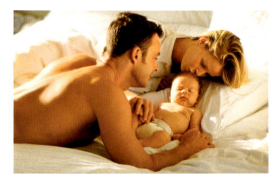

PRAXIS
Die Nächte mit dem Baby
65

nem separaten Bettchen neben ihrem eigenen Bett schlafen zu lassen und sich zum Stillen aufzusetzen. Die Regeln für die sichere Schlafumgebung gelten dann genauso.

Der Schlafrhythmus Ihres Babys

Die Schlafzeiten verändern sich

Durch den eigenen Reifungsprozess und die nächtliche Ruhe im Haushalt verlängert sich die Schlafphase Ihres Babys allmählich auf etwa vier bis fünf Stunden. Als Durchschlafen wird ein ununterbrochener Schlaf von Mitternacht bis fünf Uhr morgens verstanden. Längeres Durchschlafen kommt zwar ab und zu vor, aber es zu erwarten, wäre unrealistisch.

Die Schlafgewohnheiten beeinflussen?

Am einfachsten ist es abzuwarten, bis sich der Schlafrhythmus Ihres Babys von selbst einspielt. Bis dahin kann es allerdings anstrengend sein. Nutzen Sie daher die Erholungsmöglichkeiten tagsüber, reduzieren Sie sonstige Verpflichtungen und zu viele Unternehmungen und nehmen Sie Unterstützung an. Bewegung im Freien, vielleicht ein abendliches Bad lassen Sie besser schlafen.

▼ **WICHTIG**

Durchschlafen unerwünscht

Bei ungenügender Gewichtszunahme oder einem erhöhten Risiko von Störungen der Atemfunktionen sollten Sie Ihr Baby nachts zum Stillen wecken.

Wenn Ihr Baby jetzt schon länger schläft, freuen Sie sich darüber, aber seien Sie nicht überrascht, wenn sich der Schlafrhythmus später, beispielsweise beim Zahnen, wieder verändert.

Wenn ihr Baby auch im zweiten Lebenshalbjahr nicht durchschläft, ist es vielleicht einen Versuch wert, die Schlafgewohnheiten vorsichtig zu beeinflussen. Sie können beispielsweise die Stillpausen tagsüber verkürzen und nachts verlängern. Die Trinkmenge in 24 Stunden bleibt gleich. In den Stillpausen beruhigen Sie oder der Vater das Kind dann anders als durch Stillen.

Den Schlafrhythmus behutsam beeinflussen

Vielleicht werden Ihnen in so einer Situation von Verwandten und Bekannten verschiedene Schlaftrainingsprogramme empfohlen. Hier ist jedoch Skepsis angebracht. Beurteilen Sie die Ratschläge danach, ob das Kind dadurch behutsam in einen neuen Lernschritt eingeführt wird oder

PRAXIS

Die ersten Wochen und Monate

mit Mitteln, die Ihrer elterlichen Intuition widersprechen und zu denen Sie sich zwingen müssten.

Was tun, wenn das Baby weint?

Weinen ist eine der Ausdrucksmöglichkeiten Ihres Babys und braucht eine Antwort.
Das Wichtigste: Versuchen Sie selbst, gelassen zu bleiben. Zuerst müssen Sie herausfinden, warum Ihr Baby weint. Ist es ihm zu warm, zu kalt? Braucht es eine neue Windel? Ist es müde oder hat es Hunger? Möchte es Kontakt oder möchte es sich mehr bewegen können?
Nicht jedes Weinen bedeutet automatisch Hunger. Fragen Sie Ihr Kind. Vielleicht können Sie eine Antwort aus seinen Reaktionen schließen und die Ursache gezielt beseitigen.

Ruhig atmen und bei sich bleiben

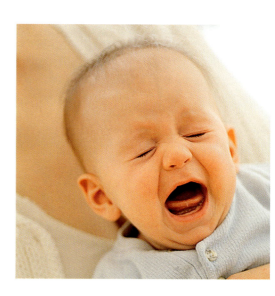

Viele Familien kennen diesen Zustand: Ihr Baby weint untröstlich und Sie wissen nicht, wie Sie ihm helfen sollen. Das ist eine große Herausforderung für Sie als Eltern. Es ist nicht nur wichtig, was Sie tun, sondern vor allem, wie Sie es tun. Achten Sie auf Ihre Gefühle, wie es Ihnen geht, und konzentrieren Sie sich nicht ausschließlich auf das Baby. Ihr Baby hat Stress, Sie tun alles, was in Ihrer Macht steht und lassen es nicht allein – mehr können Sie häufig nicht tun.

Gelassen bleiben, auch wenn das Baby weint.

So beruhigen Sie Ihr weinendes Kind

Probieren Sie nicht alle folgenden Vorschläge durch, sondern wählen Sie aus, was für Sie am besten passen könnte.

> **TIPP!**
> **Verlässlicher Trost**
> Gehen Sie verlässlich und sofort auf jedes Weinen Ihres Babys ein, auch wenn es Ihnen nicht jedes Mal sofort gelingt, das Kleine zu beruhigen. So wird Ihr Kind lernen, dass es Ihnen vollständig vertrauen kann.

PRAXIS
Was tun, wenn das Baby weint?

Hautkontakt wirkt zumeist beruhigend

▶ Intensiver Hautkontakt ist eine wunderbare Möglichkeit, ein Baby zu beruhigen. Legen Sie sich das nackte Baby auf Ihren nackten Oberkörper oder baden Sie gemeinsam.
▶ Ruhiges Sprechen, sanfte Massage, Singen und harmonische Musik wirken oft beruhigend.
▶ Lassen Sie sich selbst im Arm halten, während Sie Ihr weinendes Baby halten.
▶ Wenn sich Ihr Baby beim Weinen überstreckt, bringen Sie es wieder aktiv in eine Haltung mit gekrümmtem Rücken.
▶ Setzen Sie Ihr Baby mit dem Rücken zu Ihrem Oberkörper auf den Schoß, eine Hand hält seinen Bauch, die andere den Kopf.
▶ Halten Sie im Stehen das Baby mit dem Rücken zu Ihrem Oberkörper. Fassen Sie seine nach vorn gebeugten Oberschenkel und bewegen Sie sein Becken leicht kreisend (Foto rechts).
▶ Legen Sie Ihr Baby bäuchlings auf den Unterarm, sein Kopf bei Ihrem Ellbogen, die Beine und Arme hängen herab (Foto Seite 68).

Sanfte Bewegungen sind hilfreich

▶ Wenn Sie Ihr Baby halten oder im Tragetuch tragen, bewegen Sie sich sanft – im Schaukelstuhl, auf einem großen Ball – oder versuchen Sie zur Abwechslung einmal, ganz ruhig zu stehen.

▶ Wickeln Sie Ihr Baby relativ straff in ein großes Tuch ein. Die räumliche Begrenzung wirkt auf viele Kinder beruhigend.
▶ Bei zu viel Trubel im Haus ziehen Sie sich mit Ihrem Kind in einen ruhigen Raum zurück. Planen Sie weniger Aktivitäten und achten Sie auf einen gleichmäßigen Familienrhythmus.
▶ Manchmal wirkt es Wunder, wenn nicht die Mutter, sondern der Vater oder eine andere Person das Baby hält.

Beckenkreisen unterstützt das Entweichen der Luft.

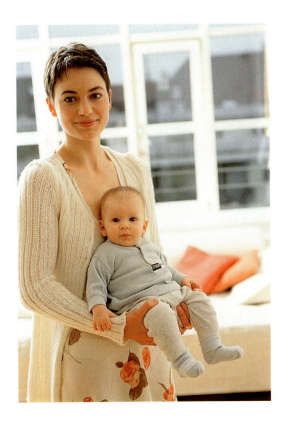

PRAXIS
Die ersten Wochen und Monate

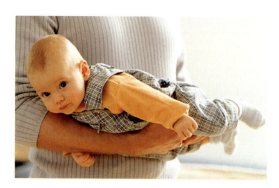

Diese Haltung hilft bei Koliken.

Dem Weinen vorbeugen

Nutzen Sie die Phasen im Laufe des Tages, in denen Ihr Baby nicht weint. Geben Sie ihm dann besonders viel Zuwendung und beschäftigen Sie sich immer wieder intensiv mit ihm, gehen Sie auf seine Signale ein. Das wird Ihnen beiden Freude machen. Achten Sie darauf, dass Ihr Baby genügend Bewegungsfreiheit und Spielmöglichkeiten hat und frische Luft bekommt. Tragen Sie es während der ruhigen Tagesabschnitte längere Zeit, das reduziert auch das Weinen.

Viel Kontakt in den ruhigen Tagesabschnitten

Hilfe bei außergewöhnlich viel Weinen

Bei wiederkehrendem, sehr starkem Weinen lassen Sie beim Kinderarzt eine Krankheit ausschließen. Manchmal können Geburtstraumata oder eine leichte Schrägstellung der Wirbelsäule durch die Geburt Probleme verursachen. Dafür gibt es spezielle Behandlungsmöglichkeiten. Manche Babys allerdings benötigen einfach sehr viel Aufmerksamkeit und haben starke Bedürfnisse, ohne krank oder belastet zu sein.
Wenn das Weinen Ihres Babys schließlich Ihre Kräfte übersteigt, besteht die Möglichkeit, eine spezialisierte Beratungsstelle oder eine so genannte Schreiambulanz aufzusuchen. Allerdings müssen Sie ganz genau überprüfen, ob die vorgeschlagenen Maßnahmen mit Ihren elterlichen Gefühlen im Einklang stehen.

Babys mit besonders starken Bedürfnissen

Was tun bei Koliken?

Ein Sonderfall sind Koliken und damit verbunden lange anhaltendes Weinen des Babys. Typische Kennzeichen für Koliken: Das Baby weint mit hoher Stimme, es hat Schmerzen. Seine Bauchdecke ist hart, es zieht die Knie an und hat Magenkrämpfe. Das kann mehrmals am Tag sein und tritt bei vielen Babys vermehrt in den Abendstunden auf.

Bauchschmerzen und Blähungen

Mögliche Ursachen und Maßnahmen

▶ Wenn das Baby zu viel Luft geschluckt hat, korrigieren Sie zunächst die Stillhaltung und las-

PRAXIS

Wann fängt Erziehung an?

69

sen Sie gegebenenfalls den Schnuller weg. Achten Sie darauf, dass das Baby lange genug an einer Seite trinkt. Lassen Sie es ausgiebig ohne Decke strampeln. Auch eine Bauchmassage kann helfen. Zigarettenrauch ist eine weitere mögliche Ursache für Koliken. Sorgen Sie dafür, dass Ihr Baby niemals damit in Kontakt kommt.

Ein möglicher Faktor: die Ernährung der Mutter

▶ Wenn Sie all dies geändert, die genannten Beruhigungsmöglichkeiten ausprobiert haben und die Koliken dennoch weiter anhalten, überprüfen Sie Ihre eigene Ernährung. Streichen Sie Kuhmilchprodukte, die am häufigsten Reaktionen beim Baby verursachen, mindestens eine Woche völlig von Ihrem Speiseplan. Nach drei bis acht Tagen sollte eine Besserung eingetreten sein. Danach führen Sie Kuhmilchprodukte langsam wieder ein und beobachten Sie die Reaktion bei Ihrem Kind.

Andere Lebensmittel, die unter Umständen Koliken verursachen können, sind Rindfleisch, Eier, Weizen, Zitrusfrüchte, einige blähende Gemüsesorten (Kohl, Zwiebeln) und Eisentabletten. Streichen Sie jeweils nur ein Lebensmittel, damit Sie die Reaktion beurteilen können. Mit zunehmendem Alter vertragen die Kinder wieder mehr Lebensmittel.

Wann fängt Erziehung an?

Erziehung baut auf einer starken Beziehung zwischen den Eltern und dem Kind auf. Daher machen Sie bereits den ersten Schritt der Erziehung, wenn Sie sich von Anfang an auf Ihr Kind einlassen.

Auch die Gestaltung der äußeren Umgebung ist Teil der Erziehung. Seinem Alter entsprechend braucht das Kind zunehmend mehr Raum in Ihrer Nähe für Bewegung und selbstständige Erfahrungen – mit einfachem Spielzeug in Reichweite. Das Baby aufzusetzen oder aufzustellen, bevor es dies allein kann, sowie Laufgeräte und Babywippen schwächen die Motivation, sich eigenständig aufzurichten und stören die Bewegungsentwicklung.

Grenzen setzen

Die Grenzen – räumlich und im übertragenen Sinne –, die Ihr Kind braucht, sind in jedem Alter unterschiedlich. Sie dienen seiner Sicherheit, seiner Orientierung und Entwicklung. Auch wenn Sie sich beim Stillen von den Signalen Ihres Babys leiten lassen, werden Sie in manchen Momenten als der erwachsene Partner füh-

Grenzen als sinnvolle Hilfe

PRAXIS

Die ersten Wochen und Monate

rend eingreifen, beispielsweise wenn das Kind nicht genügend zunimmt oder wenn es Beißbewegungen ausprobiert.

Auf das Weinen eines Babys nicht zu reagieren ist keine angemessene Grenze, weil Weinen in diesem Alter immer ein Unwohlsein, eine Notlage ausdrückt.

Je nach Alter andere Grenzen

Das Kind häufig anzulegen ist – vergleichbar der kontinuierlichen Ernährung im Mutterleib – kein Verwöhnen, genauso wenig Ihre Nähe nachts. Nur allmählich kann sich das Kind an größere Abstände zwischen den Mahlzeiten und mehr Eigenständigkeit gewöhnen. Beim Kleinkind werden andere Grenzen notwendig sein.

Beim älteren Baby werden Sie genau unterscheiden können, ob das Weinen eine Notlage oder etwas anderes ausdrückt.

Auf die Bedürfnisse Ihres Babys einzugehen bedeutet nicht, dass das ältere Kind später alles bestimmen würde.

Professioneller Rat und Unterstützung

Verschiedene Angebote

Gute Stillberatung und zutreffende Informationen zum richtigen Zeitpunkt können sehr hilfreich und sogar entscheidend für den Stillbeginn oder die Fortsetzung des Stillens sein. Es gibt unterschiedliche Angebote:

Persönliche Beratung

▶ Hebammen bieten Stillberatung im Rahmen der Betreuung und medizinischen Beratung während Schwangerschaft, Geburt, Wochenbett und danach an. Die Kosten werden von den gesetzlichen Krankenkassen in Deutschland in deutlich höherem Umfang gewährt als in Österreich und in der Schweiz. In Geburtsvorbereitungskursen wird meist auch Stillvorbereitung angesprochen.

▶ Das Pflegepersonal der Wochenstation (Kinderkrankenschwestern oder Krankenschwestern) unterstützt die Mutter während des Krankenhausaufenthaltes beim Stillen und in der Babypflege.

Fachkräfte können sich ergänzen

▶ Still- und Laktationsberaterinnen IBCLC, die eine berufsbegleitende Ausbildung mit internationaler Prüfung absolviert haben, bieten Stillberatung auch in Problemsituationen und Stillvorbereitungskurse an. Die Kosten werden in Deutschland und Österreich von den Frauen, in der Schweiz von den Krankenkassen getragen beziehungsweise von der Einrichtung, bei der die Laktationsberaterin angestellt ist.

▶ In der Schweiz begleiten Mütterberaterinnen die Frauen während der Stillzeit und danach.

▶ Ehrenamtliche Stillberaterinnen der La Leche Liga (LLL) und der Arbeitsgemeinschaft Freier

> **TIPP!**
> ### Suchen Sie sich die beste Beratung
> Fachkräfte können nicht auf jedem Spezialgebiet gleichermaßen erfahren sein. Es ist Zeichen qualifizierter Beratung, die eigenen Grenzen offen zu legen und bei Bedarf weiterzuverweisen. Bei einem speziellen Problem suchen Sie daher, bis Sie die darauf spezialisierte Beratung gefunden haben. Für den Alltag sind Stillgruppen eine große Unterstützung.

Stillgruppen (AFS) bieten eine Beratung von Mutter zu Mutter in Stillgruppen und am Telefon an. Wichtig sind hierbei Erfahrungsaustausch, Information und Ermutigung. Ein Teil der Kosten wird durch Spenden gedeckt.

Weitere Möglichkeiten

▶ Schriftliche Materialien wie Bücher, Broschüren, Veröffentlichungen im Internet, Serienbriefe oder Mails sind teilweise kritisch zu beurteilen. Sie können neben korrekten Inhalten auch Fehlinformationen und getarnte Werbung enthalten. Überprüfen Sie jeweils, welche Interessen der Urheber vertritt.

Vorsicht bei Infos aus Werbebroschüren

▶ Internetadressen, Foren und Chatrooms sind für eine erste Orientierung und um eine Fachkraft oder eine Stillgruppe in Ihrer Nähe zu finden, durchaus nützlich. Bedenken Sie aber: Jeder darf ohne Prüfung der Inhalte Informationen ins Internet setzen. Das Internet kann eine persönliche oder telefonische Beratung, die auf Ihre spezielle Situation eingeht, nicht ersetzen.

Internet – begrenzt nützlich

Denken Sie auch an sich

In jeder liebevollen Beziehung findet Geben und Nehmen wechselseitig statt. Beides kann tiefe Freude auslösen. Gerade beim Stillen erfahren Sie, wie Sie Ihrem Kind mit dem eigenen Körper Nahrung, Entspannung, Befriedigung und Ruhe geben können. Sie erleben, wie es an Ihrer Brust »still« wird. Vielleicht empfinden Sie auch Stolz und verfolgen erstaunt die rasante Gewichtszunahme Ihres Kindes – ausschließlich durch Ihre Milch. Wenn Sie solche Gefühle haben, freuen Sie sich darüber. Der Alltag zwischen derartigen Hochgefühlen ist jedoch banal und praktisch. Vielleicht haben Sie sich auf die Nähe zu Ihrem Baby beim Stillen gefreut, und im Moment mühen Sie sich mit Anfangsschwierigkeiten ab. Oder Ihnen sind folgende oder vergleichbare Situationen nur allzu

Wie geht es Ihnen nach den ersten Wochen?

PRAXIS
Die ersten Wochen und Monate

gut bekannt: Sie legen Ihr Baby an, das Telefon klingelt, auf dem Herd brennt das Mittagessen an, und die Dreijährige muss dringend auf die Toilette. Möglicherweise empfinden Sie nur noch Müdigkeit und Erschöpfung. Sie wollen stillen, tun es meistens gern, aber zwischendurch wird es Ihnen zu viel. Fast jede Frau erlebt solche Gefühle in der Stillzeit (und danach). Sich ständig vom Stillen beglückt zu fühlen, ist keine realistische Erwartung. Wenn Sie ab und zu keine Lust zum Stillen haben (und es sich eingestehen), bedeutet dies aber nicht, dass Sie grundsätzlich nicht stillen wollen. Stillen löst Gefühle unterschiedlichster Art aus. Lassen Sie alle Gefühle zu, sie sind völlig normal.

Unterschiedliche Gefühle sind normal

Jetzt geht es um Ihr Wohlbefinden

Auf Ihr Baby einzugehen bedeutet nicht, dass Ihre eigenen Bedürfnisse ganz in Vergessenheit geraten müssen oder sollten. Ihr Wohlergehen beeinflusst auch das Ihres Kindes. Fragen Sie sich also regelmäßig: Was brauche ich, damit es mir gut geht? Wofür hätte ich gerne Zeit? Notieren Sie sich Ihre Wünsche und überlegen Sie, was Sie davon zusammen mit Ihrem Baby machen können. So kann das Baby auf einem Fell am Boden strampeln, während Sie Gymnastik machen oder Musik hören. Nehmen Sie Ihr Baby im Tragetuch oder Körbchen einfach dorthin mit, wo Sie gerade beschäftigt sind.

Wofür hätten Sie gerne Zeit?

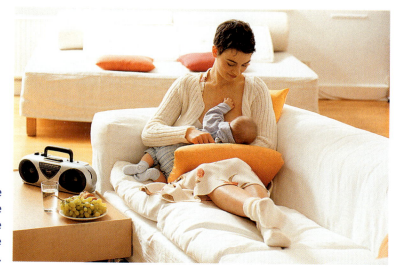

Richten Sie sich eine gemütliche Stillecke her.

PRAXIS

Denken Sie auch an sich

> **TIPP!**
>
> ## Machen Sie es sich beim Stillen bequem
>
> Nutzen Sie die Stillzeiten zur eigenen Entspannung. Richten Sie sich eine bequeme Sitzgelegenheit mit Tisch daneben her, auf den Sie etwas zu trinken oder eine Kleinigkeit zu essen stellen können. Schön ist auch ein Schaukelstuhl oder eine Möglichkeit zum Stillen im Liegen. Das Geschwisterkind sollte genügend Platz zum Mitkuscheln haben. Gedämpftes Licht sorgt für eine angenehme Atmosphäre.

Die Stillzeiten als Ruhezeiten

▶ Ausruhen: Die meisten Mütter nutzen die Zeit, in denen das Baby schläft, um möglichst schnell alle dringenden Dinge zu erledigen. Ruhen Sie sich stattdessen auch einmal zusammen mit Ihrem Kind aus.

▶ Zeit für sich: Nehmen Sie sich hin und wieder eine Stunde für sich allein.

▶ Lassen Sie sich von Ihrem Mann oder einer Freundin den Rücken massieren. Das tut gut und trägt zur Milchbildung bei. Die Brust können Sie sich selbst massieren (Seite 80).

▶ Bleiben Sie bei der Körperpflege, die Sie gewohnt sind. In der Stillzeit ist normale Hygiene aus-reichend. Sie müssen nur aufpassen, keine Seife, Cremes oder Parfüms auf Brustwarze und Warzenhof zu bringen.

▶ Körperliche Bewegung trägt zum Wohlbefinden auch in der Stillzeit bei, aber vermeiden Sie Extreme. Tragen Sie beim Sport einen gut sitzenden, unterstützenden BH. Finden Sie neue Möglichkeiten, zusammen mit Ihrem Baby zu genügend Bewegung zu kommen. So sind zum Beispiel Schwimmbadausflüge mit älteren Babys beliebt. Wichtig: Achten Sie darauf, dass der Badeanzug nicht in das Brustgewebe einschneidet. Lediglich bei wunden Brustwarzen oder einer Pilzinfektion sollten Sie auf Schwimmen verzichten, da es eine mögliche Infektionsgefahr für Sie als Mutter darstellt.

Sport und Bewegung tun gut

Stillen und Stress

Stress im positiven Sinn fördert unsere Spannkraft, ein Zuviel jedoch ist schädlich. Auch Stillen wird durch Stress beeinflusst und umgekehrt.

Das Milchbildungshormon Prolaktin steigt beim Stillen an und sorgt außer für vermehrte Milchbildung bei der Mutter auch für Entspannung. Deswegen berichten viele Frauen, es sei wohltuend, das Baby bei Stress an der Brust zu haben.

Stillen und Stress beeinflussen sich gegenseitig

PRAXIS
Die ersten Wochen und Monate

> **TIPP!**
> ### Strategien gegen Stress
> ▶ Lassen Sie sich von anderen helfen.
> ▶ Stellen Sie keine zu hohen Erwartungen an sich und reduzieren Sie Ihre Aufgaben und Pflichten.
> ▶ Essen Sie regelmäßig und ausgewogen.
> ▶ Machen Sie die Entspannungsübungen, die Sie aus der Geburtsvorbereitung kennen, auch vor dem Stillen. Schließen Sie kurz die Augen, fühlen Sie in sich hinein, atmen Sie tief und ruhig.
> ▶ Stillen Sie so oft wie möglich im Liegen oder in einem bequemen Sessel. Entspannen Sie sich auch während des Stillens. Die Stillzeiten können zu willkommenen Ruhepunkten innerhalb eines anstrengenden Tages werden.
> ▶ Bewegen Sie sich möglichst viel.
> ▶ Suchen Sie den Austausch mit anderen Eltern.

Eingespieltes Stillen – stabil auch bei Stress

Andererseits können die Stresshormone den Milchspendereflex abschwächen oder behindern. Wenn dies gelegentlich geschieht, ist es nur kurzfristig störend. Wenn allerdings der Milchspendereflex zu lange unterdrückt wird, geht die Milchbildung durch die fehlende Entleerung zurück. Deswegen erleben manche Frauen Stress und Ärger als Grund für weniger Milch. Eingespieltes Stillen lässt sich allerdings nicht so leicht irritieren.

Stillen in besonderen Stresssituationen

In außergewöhnlichen Stresssituationen, wie Trennung vom Partner, ein Todesfall in der Familie, schwerwiegende gesundheitliche oder finanzielle Probleme, erleben manche Mütter gerade das Stillen als tröstlich und hilfreich. Andere fühlen sich in derartigen Extremphasen durch

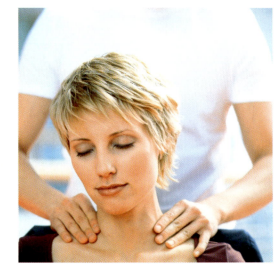

Eine Massage tut gut und fördert die Milchbildung.

PRAXIS
Kein Frust mit dem Haushalt!

das Stillen überfordert, stillen vorübergehend nicht oder nur teilweise. Belasten Sie sich dadurch nicht noch zusätzlich und machen Sie sich keine Vorwürfe. Das Wichtigste ist die liebevolle Beziehung zu Ihrem Kind, ob gestillt oder nicht.

Kein Frust mit dem Haushalt!

Zeitweiliger Frust und Ärger, weil der Haushalt in der ersten Zeit nach der Geburt zumeist nicht mehr wie zuvor geführt wird, sind verständlich. Sie sind aber in einem missverstandenen Konzept von Mutterschaft begründet. Die Beziehung mit Ihrem Kind aufzubauen, es zu betreuen und zu erziehen sind Ihre Aufgaben als Mutter. Die Führung eines Haushaltes ist eine ganz andere Arbeit und ist die Aufgabe einer Hausfrau oder seltener eines Hausmannes. In der Praxis allerdings sind die Rollen als Mutter und Hausfrau oft kombiniert.

Zwei unterschiedliche Arbeitsbereiche

Aufgabenverteilung im Haushalt

In den ersten Wochen sollte die Mutter im Idealfall von den Aufgaben im Haushalt völlig freigestellt sein, sozusagen Urlaub ha-

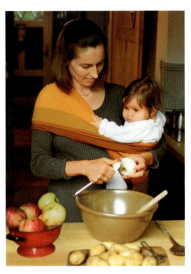

Mit dem Baby im Tuch lassen sich viele Arbeiten erledigen.

ben. Besprechen Sie mit Ihrem Partner, wer welche Aufgaben im Haushalt übernimmt. Manchmal wird es recht schwierig, alles zu bewältigen. Bedenken Sie dann: Vorrang haben Ihre Aufgaben als Mutter. Mit der Zeit wird es leichter sein, diese oberste Priorität mit anderen Aufgaben zu kombinieren. Eines Tages wird es sogar Teil der Erziehung sein, das Kind selbst an den Arbeiten im Haushalt teilnehmen zu lassen.

Praktische Entlastung

Schon in der Schwangerschaft können Sie Ihre Ansprüche neu überdenken und die Hausarbeit vereinfachen. Nehmen Sie sich Zeit, den Haushalt praktisch zu organisieren und räumen Sie

Zeitsparen durch Vereinfachung

PRAXIS

Die ersten Wochen und Monate

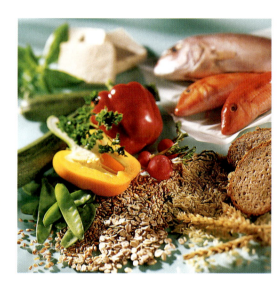

weg, was Sie nicht unbedingt brauchen. Danach ist es leichter, alles in Ordnung und sauber zu halten. Einkauf im Versandhandel oder per Internet, in größeren Mengen kochen und einfrieren sparen Zeit.

Aufgaben reduzieren, Freiheiten gewinnen

Nicht nur im Haushalt, sondern in Ihrem gesamten Leben ist es jetzt angebracht, Aufgaben zu reduzieren. Das bedeutet immer auch ein Stück Loslassen und fällt oft schwer. Es ist aber auch eine Gelegenheit, sich darüber klar zu werden, was Sie wirklich tun möchten. Was macht Ihnen richtig Spaß und was ist nur Pflicht? Wenn es Ihnen jetzt gelingt, das Unnötige zu streichen, werden Sie in Ihrem Alltag mit Kind besser zurechtkommen.

Ernährung in der Stillzeit

Es gibt viele Ratschläge zur Ernährung der stillenden Mutter. Doch machen Sie es sich nicht unnötig kompliziert. Grundsätzlich können Sie in der Stillzeit so essen, wie Sie es gewohnt sind. Strenge Essvorschriften könnten das Stillen sogar unnötig erschweren. Selbst wenn Sie sich nicht besonders gesund ernähren, bildet Ihr Körper aus Ihren Reserven Milch guter Qualität. Das geschieht aber auf Ihre Kos-

In der Stillzeit essen wie gewohnt

ten. Deswegen empfiehlt sich für Ihr eigenes Wohlbefinden ein vollwertiger Speisezettel.

So ernähren Sie sich gesund

Viele Frauen nehmen Schwangerschaft und Stillzeit zum Anlass, ihre Ernährungsgewohnheiten zu verbessern. Hier finden Sie einige leicht umsetzbare Vorschläge:
▶ Nehmen Sie häufig kleine Mahlzeiten, etwa fünf bis sechs am Tag, zu sich.
▶ Essen Sie mehrmals täglich eiweißhaltige Nahrungsmittel. Eiweiß ist in Eiern, Fleisch, Nüssen, Hülsenfrüchten, Getreide (vorzugsweise Vollkorn), Milch und Milchprodukten enthalten.

Essen Sie abwechslungsreich und was Ihnen schmeckt.

PRAXIS
Ernährung in der Stillzeit
77

Am besten naturbelassen

▶ Das notwendige Kalzium erhalten Sie nicht nur von Milchprodukten, sondern beispielsweise auch von Sesam, Nüssen, Soja, Tofu, Brokkoli, Oliven, Orangen, Feigen und Datteln.

▶ Ihr Körper braucht hochwertige Fette aus kalt gepressten Ölen.

▶ Möglichst viel Obst und Gemüse, roh oder gedünstet, gehören auch auf den Speiseplan.

▶ Manche Frauen machen gute Erfahrungen mit Milchbildungstees. Günstig auf die Milchbildung scheinen Bockshornklee, Hopfen, Melissenblüten, Holunderblüten, Fenchel, Anis und Kümmel zu wirken. Salbei und Pfefferminze dagegen hemmen die Milchbildung und sollen nur bei zu viel Milch oder beim Abstillen getrunken werden.

Gesunder Snack

Sich gesund zu ernähren ist auch in einer Phase, in der Sie wenig Zeit haben, möglich. Wenig aufwändig und doch vollwertig sind Obst, rohes Gemüse, Nüsse, Joghurt, Haferflocken, Müsli, Käse und Vollkornbrot.

Viele kleine Zwischenmahlzeiten

WICHTIG

Darauf sollten Sie achten

▶ Machen Sie während der Stillzeit keine Diät. Ein Gewichtsverlust von rund zwei Kilogramm monatlich genügt.

▶ Für Vegetarier gilt: Wenn Sie zwar kein Fleisch, aber Eier und Milchprodukte essen, nehmen Sie genügend Eiweiß zu sich. Wenn Sie dagegen überhaupt keine Nahrungsmittel tierischer Herkunft oder nach den Prinzipien der Makrobiotik essen, lassen Sie sich bitte fachkundig beraten, um möglichen Mangelerscheinungen vorzubeugen.

▶ Sie dürfen (fast) alles! Für die meisten Mütter ist es nicht erforderlich, auf bestimmte Lebensmittel zu verzichten. Lediglich wenn die Mutter oder das Kind eine Allergie haben, ist die Ernährung entsprechend darauf abzustimmen. Lang andauernde Koliken sind ein mögliches Zeichen für eine Allergie.

▶ Auch Gewürze (in Maßen) können Sie verwenden.

▶ Achten Sie in der Stillzeit besonders auf Ihr Durstgefühl. Stellen Sie sich zu jeder Stillmahlzeit ein Glas mit Wasser oder Saft bereit. Sich zum Trinken großer Mengen zu zwingen, ist jedoch nicht sinnvoll, da es die Milchmenge nicht steigert. Heller Urin und regelmäßiger Stuhlgang sind Anzeichen dafür, dass Sie genügend trinken.

Tragehilfen

In der Schwangerschaft haben Sie Ihr Baby im ständigen Körperkontakt getragen. Und auch nach der Geburt liebt es Ihr Kind getragen zu werden, werden sie beide es genießen, sich aneinander zu schmiegen und zu kuscheln. Sie können das Baby natürlich einfach auf dem Arm tragen. Dabei müssen Sie aber besonders den Kopf und den Rücken stützen, damit sich das Kind sicher fühlt und sich Ihren Händen überlassen kann. Tragehilfen sind eine gute Möglichkeit, das Halten einfach und schonend zu gestalten. Außerdem haben Sie dann die Hände frei und können zusammen mit dem Baby ein paar Dinge erledigen.

Entlastung im Alltag dank Tragetuch

WICHTIG

Tragehilfen – darauf müssen Sie achten

Benutzen Sie ausschließlich Tragehilfen, bei denen Folgendes gewährleistet ist:

▶ Rücken und Kopf des Babys müssen gut gestützt werden. Erst wenn das Baby seinen Kopf sicher frei halten kann, braucht der Kopf nicht mehr gestützt zu werden. Die Beine sollten gespreizt und angewinkelt, keinesfalls gestreckt sein, der Rücken ist leicht gerundet. Das Kind sollte eng an den Erwachsenen geschmiegt sein, sein Körper darf nicht zusammensinken.

Geborgen an Ihrem Körper

▶ Tragen Sie Ihr Baby immer zu sich gewandt. Sonst haben Sie keinen Blickkontakt und die Beinchen hängen schlaff nach unten.

▶ Es ist günstig, das Baby schon früh in einer Tragehilfe zu tragen. Dann gewöhnt es sich schnell daran, und bald merken Sie, wann Ihrem Kind das Tragen gut tut und wann nicht.

▶ Verschiedene Bindetechniken eignen sich für unterschiedliche Altersstufen. Lassen Sie sich die Techniken zeigen.

▶ Sie können Ihr Kind so viel, so oft und so lange tragen, wie es für Sie beide angenehm ist.

▶ Wenn Sie Ihr Baby im Tuch in Wiegehaltung oder in einem Tuch mit Ringen tragen, können Sie es so auch stillen.

▶ Nach längerem Tragen im Tuch oder einfach so als Abwechslung ist für Mutter und Vater etwas Gymnastik zu empfehlen. Sie dehnen und entspannen sich dadurch, und das Kind genießt die uneingeschränkte Bewegungsfreiheit auf dem Boden.

PRAXIS
Unterwegs mit dem Stillkind

Auswahl und Verwendung

▶ Wählen Sie unbedingt ein hochwertiges Tragetuch aus. Die Tücher sind aus Baumwolle, durch eine spezielle Webtechnik auch diagonal dehnbar und lassen sich fest binden. Sinnvoll ist ein Tuch von mehr als vier Metern Länge, mit dem Sie alle Bindearten durchführen können und in dem auch der Vater das Kind bequem tragen kann. In einem Tragetuch lässt sich das Baby fest binden und wird gut gehalten.

Mit etwas Übung gelingt das Binden

▶ Genähte Tragehilfen können je nach Alter des Babys verstellt werden. Das Kind wird in einem Beutel vor der Brust oder auf dem Rücken getragen.

▶ Tragetücher mit einem Ring haben gepolsterte Ränder, einen einfach verstellbaren Verschluss und werden diagonal über der Schulter getragen. Sie sind praktisch, wenn Sie das Kind nur kurz hochnehmen, es im Hüftsitz oder in der Wiegehaltung (Seite 30) tragen wollen.

▶ Schalensitze sind ausschließlich für die Sicherheit im Auto zu benutzen. Heben Sie Ihr Baby nach der Autofahrt sofort aus dem Schalensitz. Verwenden Sie ihn nicht außerhalb des Autos zum Tragen, weil Sie weder Körper- noch Augenkontakt haben, das Baby alle Erschütterungen ungefedert mitbekommt und Ihr Rücken äußerst ungünstig belastet wird. In der Wohnung sollte Ihr Baby wegen seiner motorischen Entwicklung im Bett oder auf einer Decke auf dem Boden liegen und nicht in einem Schalensitz.

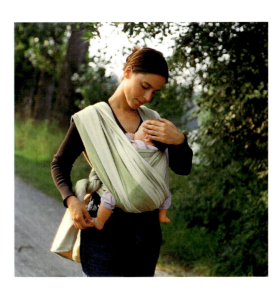

Schon für Neugeborene geeignet: die Wickel-Kreuz-Trage.

Unterwegs mit dem Stillkind

Sobald Sie sich von der Geburt erholt haben, können Sie Ihr Baby zu verschiedenen Aktivitäten einfach mitnehmen – zum Elternabend, zum Einkaufen, Spazieren – alles natürlich in Maßen. Der große Vorteil, wenn Sie mit Ihrem gestillten Kind unterwegs sind: Sie brauchen sich über seine Ernährung keine Gedanken zu machen – Sie haben alles dabei.

Praktisch: unterwegs mit dem gestillten Kind

PRAXIS

Die ersten Wochen und Monate

Unauffällig möglich: in der Öffentlichkeit stillen

Packen Sie nur Wickelsachen, Wechselwäsche und vielleicht eine Tragehilfe ein. Immer wenn Ihr Baby Hunger hat, legen Sie es an. Suchen Sie sich eine bequeme Sitzmöglichkeit. In vielen Kaufhäusern und Restaurants gibt es spezielle Wickel- und Stillräume. Nach den ersten Wochen werden Sie so viel Routine haben, dass Sie auch in der Öffentlichkeit unauffällig stillen können.

Der Babysitter kommt

Wenn Sie allein weggehen möchten und deswegen sogar ans Abstillen denken, organisieren Sie lieber einen Babysitter und stillen Sie unverändert weiter. Der Babysitter kann die abgepumpte Muttermilch mit einem Löffel oder einem kleinen Becher (Seite 48, 107) füttern. Kurze Phasen von ein, zwei Stunden Trennung von der Mutter verkraften auch kleine Babys gut – vorausgesetzt, sie sind mit der betreuenden Person vertraut. Gehen Sie nicht unbemerkt aus dem Zimmer, sondern verabschieden Sie sich liebevoll von Ihrem Kind, auch wenn es dann weint.

Lange Abwesenheit der Mutter

Längere Abwesenheit, beispielsweise über ein Wochenende, erleben viele Babys im ersten Lebensjahr – oft auch noch im zweiten – dagegen als endgültige Trennung, weil sie kein Zeitgefühl haben. Sie sind noch nicht in der Lage, sich vorzustellen, dass die Mutter wiederkommt, und das Vertrauen kommt leicht ins Wanken. Ein verändertes Verhalten des Kindes kann die Folge sein. Überlegen Sie als Alternative, Ihr Baby mitzunehmen.

Milch sammeln und aufbewahren

Im Laufe der Stillzeit kann es Situationen geben, in denen die Muttermilch anders als durch das Saugen des Babys entleert werden muss, beispielsweise bei zu vollen Brüsten oder wenn Mutter und Baby getrennt sind.

Brustentleerung von Hand

Brustentleerung von Hand sollte jede Mutter rechtzeitig lernen, um sich bei Bedarf sofort helfen zu können.

So gehen Sie vor

1. Lösen Sie durch eine leichte, kreisende Massage der Brust von außen nach innen den Milchspendereflex aus.

PRAXIS
Milch sammeln und aufbewahren

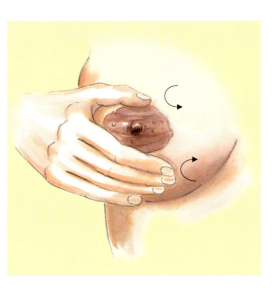

Setzen Sie die Finger so an und drücken Sie die Milch aus.

2. Setzen Sie den Daumen auf der einen Seite, Mittel- und Zeigefinger auf der anderen Seite der Brustwarze an – dort wo sich beim Stillen die Kieferleisten des Babys befinden, also näher an der Brustwarze als bei der Handhaltung für das Stillen (Seite 29).
3. Heben Sie die Brust etwas an und drücken Sie die Finger sanft in Richtung Brustkorb.
4. Jetzt rollen Sie Daumen und Zeigefinger in Richtung der Brustwarze ab. Sie drücken damit die mit Milch gefüllten »Schläuche« von hinten nach vorn rollend aus.
5. Wiederholen Sie dies immer wieder rhythmisch: Finger ansetzen, gegen den Brustkorb drücken, rollen. Drehen Sie langsam die Hand rund um die Brustwar-

Brustentleerung ist leicht zu lernen

ze, damit Sie gleichmäßig alle Bereiche entleeren.
6. Nach fünf bis sieben Minuten massieren Sie erneut, dann entleeren Sie wieder. Als Auffangbehälter für die so entleerte Milch eignet sich eine ausgekochte Schüssel.

Auf Sauberkeit achten

Handpumpen

Handpumpen gibt es in unterschiedlicher Qualität und Ausführung. Sie sind preiswert und unkompliziert zu transportieren. Manche kann man sogar mit einer Hand bedienen.
Benutzen Sie keine Handpumpen aus Glas und mit Gummiball. Sie sind nicht effektiv, unhygienisch und können wunde Brustwarzen verursachen.

Elektrische Pumpen

Elektrische Pumpen sind für längerfristiges Pumpen zu empfehlen. Sie benötigen dann eine qualitativ hochwertige automatische Pumpe und Pumptrichter, die zu der Größe Ihrer Brustwarzen passen. Es gibt auch spezielle weiche Pumptrichter, die sich der individuellen Brustform anpassen. Elektrische Pumpen können Sie in Apotheken oder speziellen Mietstationen kaufen oder auf Rezept mieten.

Pumpe ist nicht gleich Pumpe

PRAXIS
Die ersten Wochen und Monate

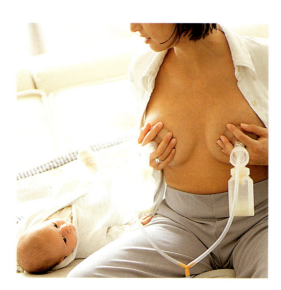

Halten Sie die Pumptrichter zentriert über die Brustwarzen.

Effektives Pumpen von Hand oder elektrisch

▶ Um die Hormonausschüttung anzukurbeln, denken Sie an Ihr Baby, schauen Sie es beim Pumpen an oder legen Sie ein Babyfoto bereit. Stellen Sie sich ein Getränk mit Strohhalm in greifbare Nähe, sodass Sie während des Pumpens trinken können.
▶ Durch Brustmassage (Seite 80) lösen Sie den Milchspendereflex vorab aus.
▶ Halten Sie den Trichter, nicht die Auffangflasche. Die Brustwarze muss sich genau in der Mitte des (befeuchteten) Pumptrichters befinden, den Sie sanft gegen Ihre Brust drücken.
▶ Günstig ist schnelles Pumpen mit geringer Saugstärke bis zum Auslösen des Milchspendereflexes, danach langsameres Pumpen mit größerer Saugstärke.
▶ Unterbrechen Sie das Pumpen etwa alle fünf bis sieben Minuten, massieren Sie wieder und wechseln Sie die Seite.
▶ Die Pumphäufigkeit hängt davon ab, wie viel Milch Sie insgesamt benötigen. Häufigeres Pumpen ist auf jeden Fall wirkungsvoller als die einzelnen Pumpzeiten zu verlängern.
▶ Ein Doppelpumpset, mit dem Sie an beiden Brüsten gleichzeitig pumpen können, ist sehr zu empfehlen. Es steigert die Milchbildung und spart Zeit.

Wichtig ist die richtige Platzierung

So oft pumpen, wie das Baby saugen würde

Hygiene muss sein

Hygienemaßnahmen sind beim Pumpen wichtig. Reinigen Sie alle Teile des Pumpsets nach jedem Pumpen gründlich und kochen Sie sie aus oder geben Sie sie in die Spülmaschine bei 65 Grad. Benutzen Sie keine Kaltsterilisation. Bewahren Sie die Muttermilch in spe-

> **TIPP!**
> **Wenn die Milch nicht fließen will**
> Wenn die Milch beim Pumpen nicht leicht fließen will, legen Sie Ihr Baby während des Pumpens an der freien Brust an und lassen es dort saugen.

ziellen Muttermilchgefrierbeuteln (in Apotheken erhältlich), Kunststoff- oder Glasbehältern auf. Duschen Sie täglich, waschen Sie sich vor dem Pumpen die Hände mit Seife, die Brust unter fließendem warmen Wasser ohne Seife und verwenden Sie Einmalhandtücher.

Die richtige Aufbewahrung

Um die Muttermilch korrekt aufzubewahren, kühlen Sie diese sofort nach dem Pumpen. Im Kühlschrank bei plus vier Grad ist Muttermilch fünf Tage lang haltbar. Wenn Sie die Milch nicht in den nächsten fünf Tagen füttern werden, stellen Sie sie sofort ins Tiefkühlfach bei minus 18 Grad. Verbrauchen Sie die tiefgekühlte Milch innerhalb von sechs Monaten. Tauen Sie eingefrorene Muttermilch schonend auf: 24 Stunden im Kühlschrank, wenn es schneller gehen muss, zur Not unter fließend kaltem oder lauwarmem Wasser. Aufgetaute, nicht erwärmte Milch sollten Sie nicht wieder einfrieren, sondern im Kühlschrank aufbewahren und ungeöffnet innerhalb von 24 Stunden, geöffnet innerhalb von zwölf Stunden aufbrauchen. Wichtig: Einmal erwärmte und nicht verbrauchte Milch dürfen Sie nicht mehr füttern. (Tipp: Sie ist ein ausgezeichneter Badezusatz, macht die Haut weich und geschmeidig.) Bei Raumtemperatur kann Muttermilch sechs Stunden stehen, danach muss sie aber sofort gefüttert werden. Wenn Sie für Ihr Baby, das wegen schwerer Krankheit in einer Klinik liegt, Milch entleeren, gelten sehr viel strengere Hygienemaßnahmen.

Gekühlt bleibt die Milch einwandfrei

Der Vater und das Baby

Viele Väter nehmen intensiv Anteil an Schwangerschaft und Geburt. Spätestens durch die Geburt oder die ersten Kontakte mit dem eigenen Kind werden auch die Väter gefühlsmäßig tief bewegt. Ihre Gefühle können ganz unterschiedlicher Natur sein: Sie sind

Frühe Kontaktaufnahme.

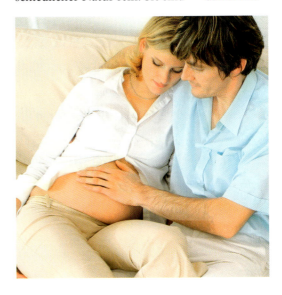

PRAXIS
Die ersten Wochen und Monate

Vielschichtige Gefühle

Für alle eine neue Situation

überglücklich, empfinden von Anfang an eine große Liebe für das Neugeborene oder aber Sie fühlen sich durch die neue Rolle und die Verantwortung überfordert. Vielleicht sind Sie sogar etwas eifersüchtig auf das kleine Wesen, das nun scheinbar die ganze Aufmerksamkeit Ihrer Partnerin bekommt, oder aber Sie haben noch keine intensiven Gefühle. Möglicherweise waren Sie nicht uneingeschränkt begeistert, Vater zu werden. Trotzdem können Sie ein liebevolles Verhältnis zu Ihrem Kind aufbauen. Entscheidend ist, dass Sie sich von Anfang an intensiv auf das Kind und auf Ihre Partnerin in dieser neuen, für beide ungewohnten Situation einlassen, auch wenn Sie sich dabei zeitweise unsicher fühlen.

Allmählich werden Sie in die Vaterrolle hineinwachsen. Ihr Baby selbst trägt dazu bei, dass Sie sich mit ihm beschäftigen: Es schaut Sie an, folgt Ihnen mit den Augen und zeigt Ihnen, dass es sich auf Ihrem Arm wohl fühlt. Mit der Zeit wird der Umgang mit Ihrem Baby immer selbstverständlicher.

Vater und Kind: Zeit zu zweit

Viel wird über das Auf und Ab der mütterlichen Gefühle nach der Geburt geschrieben. Doch auch die Väter erleben eine emotional intensive Zeit. Vielleicht fühlen Sie sich von der Innigkeit angezogen oder aber als Außenstehender ausgegrenzt, wenn Sie die enge Verbindung zwischen Mutter und Kind gerade beim Stillen beobachten. Es gibt aber so viele andere Möglichkeiten, Ihrem Kind nahe zu sein. Verbringen Sie regelmäßig Zeit zu zweit. Wickeln und baden Sie Ihr Baby, tragen Sie es herum, kümmern Sie sich auch nachts um Ihr Kind. Sie können mit ihm zusammen baden oder es Haut an Haut auf Ihren Oberkörper legen. Sprechen Sie zu ihm, erzählen Sie ihm etwas, schauen Sie ihm bewusst in die Augen. Sprechen Sie mit Ihrer Frau offen über die Veränderungen und

Sie brauchen vor allem Zeit

Vater und Baby kommen sich näher.

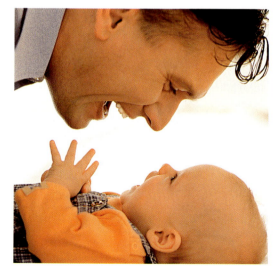

PRAXIS
Der Vater und das Baby
85

TIPP!

So unterstützen Sie Ihre Partnerin

Oft sind es die kleinen Dinge, die die anstrengende Anfangszeit mit dem Baby einfacher machen und Entlastung schaffen.

Sie helfen Ihrer Frau,

▶ indem Sie sie vor zu vielen Besuchen und Telefonaten abschirmen.

▶ indem Sie sich bewusst Zeit für das Baby nehmen, sodass Ihre Frau mindestens eine halbe Stunde für sich hat.

▶ indem Sie ihr beim Stillen ein Getränk oder etwas zu essen bringen.

▶ indem Sie Arbeiten im Haushalt übernehmen.

Der Vater ist von großer Bedeutung – auch beim Stillen

über Ihre Gefühle. Auch der Austausch mit anderen Vätern hilft. Und gerade beim Stillen können Sie Ihre Frau unterstützen. Lassen Sie sie spüren, wie wichtig das Stillen ist. Ermutigende Worte und Verständnis für liegengebliebene Aufgaben sind hilfreich.

Die Partnerschaft verändert sich

Die Beziehung zwischen Mann und Frau hat für die junge Familie vorrangige Bedeutung.

Es bleiben jetzt zwar weniger Zeit und Kraft für Partnerschaft und Sexualität -- aber nicht auf Dauer. Nehmen Sie jede Gelegenheit zu Zärtlichkeit und Austausch wahr. In dieser ersten Zeit entstehen leicht Missverständnisse. Der Grund ist meist nicht die Beziehung, sondern die neue Situation. Offenkundige oder unterschwellige Partnerkonflikte dagegen können durch ein Kind nicht beseitigt werden, sie verstärken sich dadurch eher. Leicht wird dann die Schuld beim Kind oder beim Stillen gesucht.

Über Veränderungen offen reden

Eltern werden – als Partner wachsen

Gerade in der Zeit nach der Geburt eines Kindes ist es wichtig, regelmäßig Zeit füreinander zu finden oder einzuplanen, etwa wenn das Baby schläft, abends oder auf einem Spaziergang. Sie beide brauchen diese Zeit, um über Ihre Gefühle, die Veränderungen und damit verbundene Sorgen zu reden, Ihre Bedürfnisse zu klären und realistische Möglichkeiten abzustecken. Haben Sie Mut, klar um Hilfe zu bitten. So gestalten Sie gemeinsam Ihre Partnerschaft und die neue Familie.

Die Paarbeziehung pflegen

Stillen, Sexualität, Familienplanung

Durch die Geburt eines Kindes werden Mann und Frau zu Vater und Mutter, doch bleiben sie auch ein Liebespaar. Und Sexualität ist weiterhin ein wesentlicher Teil der Paarbeziehung. Einige junge Eltern nehmen ihr Intimleben schon bald nach der Geburt ohne Probleme auf. Für andere ist es schwieriger und Sex kann zu einem sehr sensiblen Thema werden.
In den ersten Wochen unmittelbar nach der Geburt rät der Arzt meist vom Geschlechtsverkehr ab. Beide Partner sind in der ersten Zeit mit dem Baby oftmals sehr müde und manchen Frauen ist jede körperliche Berührung zu viel. Dies ist die Zeit für Zärtlichkeit und Aufmerksamkeit in einer anderen Form.

Sex nach der Geburt

Eines Tages ist es aber so weit, und beide Partner werden wieder Lust verspüren. Sie können nicht davon ausgehen, dass alles so sein wird wie früher. Sprechen Sie offen miteinander. Bei Veränderungen benötigen Sie viel Liebe und Bereitschaft zu experimentieren. Seien Sie möglichst flexibel, wählen Sie zum Beispiel einen anderen Ort oder eine andere Zeit als Sie es ohne Kind gewohnt waren. Und sollte Ihr Baby gerade zum unpassenden Zeitpunkt aufwachen, nehmen Sie es mit Humor.

Sexualität bleibt sehr wichtig

Behutsam aufeinander eingehen

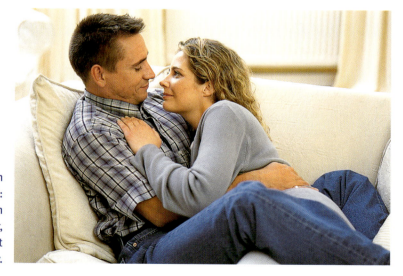

Vergessen Sie nicht: Sie bleiben ein Paar, auch mit Baby.

PRAXIS

Stillen, Sexualität, Familienplanung

87

Veränderte Gegebenheiten

Mögliche Schwierigkeiten

Mögliche rein physische Schwierigkeiten lassen sich mit Geduld und Phantasie (durch andere Positionen) lösen. Beckenbodengymnastik sowohl vor als auch nach der Geburt ist hilfreich. Ist die Scheide sehr trocken, nehmen Sie etwas Gleitmittel. Manche Frauen empfinden Berührungen an der Brust als unangenehm. Möglicherweise tropft Milch aus den Brüsten. Dies ist eine normale Reaktion des Körpers.

Familienplanung in der Stillzeit

Das bewusste Ja zu einem Kind und ein zeitlicher Abstand zur nächsten Schwangerschaft, der Ihren Kräften und Möglichkeiten entspricht, sind eine gute Grundlage für den Aufbau einer Familie. Die Angst vor einer erneuten Schwangerschaft kann die Beziehung zu Ihrem Partner beeinträchtigen, daher ist es wichtig, rechtzeitig die für Sie passende Verhütungsmethode zu wählen.

LAM – Stillen als Empfängnisverhütung

Stillen ist die Methode, die weltweit am meisten Schwangerschaften verhindert. Man spricht von der Laktations-Amenorrhoe-Methode, kurz LAM. Aber: Der Eisprung wird nur dann unterdrückt, wenn die Stillhormone kontinuierlich wirken. Deswegen verhütet Stillen eine Schwangerschaft nur unter bestimmten Umständen!

Sicher nur unter bestimmten Voraussetzungen

▼ WICHTIG

Nur so wird Stillen zur sicheren Verhütungsmethode

Stillen verhindert eine Schwangerschaft mit 98-prozentiger Sicherheit, wenn alle (!) der folgenden Voraussetzungen gegeben sind:

▶ Das Baby ist jünger als sechs Monate, wird ausschließlich gestillt (keine Zufütterung von Wasser, Tee, fester Kost) und saugt weder an Flasche noch an Schnuller.

▶ Das Baby wird häufig und regelmäßig tagsüber und nachts gestillt. Die Abstände zwischen den Stillmahlzeiten betragen höchstens vier Stunden. Innerhalb von 24 Stunden ist eine sechstündige Pause erlaubt. Die Stillzeit beträgt innerhalb von 24 Stunden mindestens 90 bis 120 Minuten, meist viel mehr.

▶ Die Mutter hat keine Blutung nach dem 56. Tag nach der Geburt.

PRAXIS
Die ersten Wochen und Monate

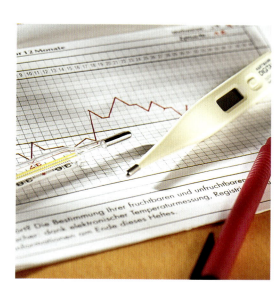

Das Einsetzen der Regelblutung

Blutungen bis zur achten Woche gelten als Wochenfluss, nicht als Regelblutung. Bei ausschließlichem Stillen treten in den ersten Monaten nach der Geburt bei den meisten Frauen weder Eisprung noch Regelblutung auf. Für einige wenige Frauen trifft dies nicht zu, LAM kann dann nicht angewandt werden. Bei anderen Frauen setzt die Regelblutung erst nach dem Abstillen ein. Wer ganz sicher gehen will, kombiniert die LAM mit anderen stillverträglichen Methoden (Kondom, Diaphragma, Cremes).

Weitere Verhütungsmethoden in der Stillzeit

▶ Sämtliche nicht hormonellen Verhütungsmethoden, beispielsweise Kondom oder Diaphragma, haben keinerlei Einfluss auf das Stillen.

▶ Bei hormoneller Verhütung in der Stillzeit lautet der derzeitige frauenärztliche Rat: Rein gestagenhaltige Präparate (Minipille, Dreimonatsspritze, Implantate) sind vertretbar – jedoch frühestens sechs Wochen nach der Geburt. Kombipillen sind in der Stillzeit nicht zu empfehlen, weil Östrogen die Milchmenge verringern kann. Eine Einnahme ist aber kein Grund zum Abstillen, jedoch sind häufigere Gewichtskontrollen erforderlich.

Hormonelle Verhütung

▶ Natürliche Familienplanung mit Schleimbeobachtung und Temperaturmessung ist eine effektive Möglichkeit, sofern Sie seit längerer Zeit damit vertraut sind.

Es gibt Möglichkeiten für natürliche Familienplanung.

Allein erziehend

Mütter, die ihre Kinder allein erziehen, sind in der heutigen Gesellschaft keine Seltenheit mehr. Einige Frauen haben ganz bewusst diesen Lebensweg gewählt. Für andere hat sich das Alleinsein mit dem Kind unerwünscht oder unerwartet ergeben. Je nach Situation muss die allein stehende Frau zusätzlich zum Mutterwerden auch den Abschied vom Partner sowie besondere finanzielle und organisatorische Probleme bewältigen.

Zusätzliche Herausforderungen

PRAXIS
Allein erziehend 89

Vielleicht ist vieles anders, als Sie es sich gewünscht haben. Es kann eine große Herausforderung sein, das Leben so zu gestalten, dass die Mutter-Kind-Bindung und die Freude am Kind trotz aller Schwierigkeiten im Mittelpunkt stehen. Gerade weil allein erziehende Mütter zumeist größeren Belastungen ausgesetzt sind, haben die positiven Auswirkungen des Stillens – das Baby wird seltener krank, Stillen ist praktisch, verlangt kaum Organisation und spart Geld – noch mehr Gewicht.

Stillen gerade für Alleinerziehende günstig

Finanzielle Engpässe nach der Geburt kommen bei Alleinerziehenden häufiger vor als bei Paaren. Wer es dennoch schafft – eventuell mithilfe zeitweiser finanzieller Unterstützung durch Familie und Freunde –, möglichst lange bei dem Baby zu Hause zu bleiben, wird diese kostbare Zeit sehr wahrscheinlich besonders genießen und schätzen. Die gemeinsame Zeit kommt nicht nur dem Stillen zugute, sondern schafft gute Voraussetzungen für eine innige Beziehung zum Kind.

Allein stehend den Alltag meistern

▶ Suchen Sie sich Unterstützung, sobald klar ist, dass Sie Ihr Kind allein erziehen werden. In manchen Familien und Freundeskreisen ist eine allein erziehende Mutter kein Thema. Die Angehörigen freuen sich über das Baby und bieten ganz selbstverständlich die notwendige Hilfe an. Wenn es in Ihrem unmittelbaren Umfeld jedoch an Verständnis für Ihre Situation mangelt, suchen Sie sich anderswo Unterstützung. Kontaktmöglichkeiten finden Sie in Rückbildungs- und Babymassagekursen, in Stillgruppen, Muttercafés oder Mutter-Kind-Gruppen.

Kontakt und Unterstützung sind wesentlich

▶ Es gibt Geburtsvorbereitungskurse speziell für Alleinstehende. Eine Begleitperson, eine Freundin oder Verwandte, ist bei diesen Kursen willkommen. Oft bildet sich unter den Frauen eine informelle Selbsthilfegruppe. Alleinstehende können sich aber natürlich auch in Paarkursen gut eingebunden fühlen – je nach Fingerspitzengefühl der Leiterin.

▶ Bewusste praktische Vorbereitungen auf das neue Leben mit Kind bereits während der Schwangerschaft (beispielsweise Haushalt vereinfachen, Babysachen vorbereiten, Hilfe organisieren) erleichtern den späteren Alltag mit dem Baby.

So viel wie möglich vereinfachen

▶ Nehmen Sie den Mutterschutz vor der Geburt in Anspruch, damit Sie den neuen Abschnitt ausgeruht beginnen können.

▶ Die Hebamme wird Ihnen bei den täglichen Nachsorgebesuchen viel helfen.

Stillen und Berufstätigkeit

Die Geburt eines Babys wirft viele Fragen bezüglich der Berufstätigkeit der Eltern – zumeist vor allem der Mutter – auf. Der finanzielle Bedarf erhöht sich und gleichzeitig stehen für den Beruf nicht dieselben Kräfte zur Verfügung wie vorher. Es ist eine große und nicht immer leichte Entscheidung, vom Beruf Abschied zu nehmen, sei es vorübergehend oder für länger. Wenn möglich, lassen Sie die Frage, wie lange Sie zu Hause bleiben, noch offen. Und lassen Sie sich bei der Entscheidung nicht von ausgesprochenen oder unausgesprochenen Erwartungen Ihrer Umgebung beeinflussen.

Eine schwierige Entscheidung

In den deutschsprachigen Ländern gelten unterschiedliche Bestimmungen bezüglich Mutterschutz, Elternzeit oder Karenz, Erziehungsgeld und Stillpausen. Erkundigen Sie sich nach den Regelungen, die für Sie gelten.

Die ersten Wochen nach der Geburt

Für die meisten berufstätigen Mütter im deutschsprachigen Raum besteht für einige Wochen nach der Geburt Mutterschutz bei gleichzeitiger Lohnfortzahlung. In dieser Zeit können Sie das Stillen in Ruhe möglichst gut etablieren.

Im ersten halben Jahr wieder berufstätig

Wenn Sie bereits innerhalb der ersten sechs Monate nach der Geburt wieder Teil- oder Vollzeit arbeiten, sind Stillen und die Ernährung mit Muttermilch von besonderer Bedeutung. Bereiten Sie sich rechtzeitig auf den Wiedereinstieg vor.

▶ Führen Sie Ihr Baby in die neue Ernährungsweise mit dem Becher, Löffel oder der Flasche erst dann ein, wenn sich das Stillen gut eingespielt hat.

▶ Beginnen Sie einige Zeit vor Wiederaufnahme Ihrer Tätigkeit mit dem Pumpen und frieren Sie Muttermilch auf Vorrat ein.

▶ Stillen Sie, unmittelbar bevor Sie die Wohnung verlassen und gleich nach Ihrer Rückkehr sowie in der Nacht.

Stillen ist auch bei Berufstätigkeit möglich

▶ Verabschieden Sie sich immer in Ruhe von Ihrem Baby.

▶ Damit Sie Ihr Baby in den ersten sechs Monaten weiterhin mit Muttermilch ernähren können, pumpen Sie am Arbeitsplatz am besten mit einer tragbaren elektrischen Pumpe mit Doppelpumpset. Manche Frauen bevorzugen allerdings Handpumpen, da sie handlicher sind. Die abge-

PRAXIS
Stillen und Berufstätigkeit

Stillen oder Pumpen am Arbeitsplatz

Als stillende Mutter stehen Ihnen in vielen deutschsprachigen Ländern regelmäßige Still- oder Pumppausen während der Arbeitszeit zu. Diese Pausen sollten für die Mutter gleichzeitig Ruhepausen sein.

Durch Pumpen die Stillpausen überbrücken

pumpte Muttermilch muss gekühlt werden (Kühlschrank oder Kühltasche). Je nachdem, wie leicht es für Sie ist, Milch zu pumpen, können Sie Ihr Baby weiterhin ausschließlich oder teilweise mit Muttermilch ernähren. Auch eine kleine Menge ist wertvoll für Ihr Kind.

▶ In Ausnahmefällen ist es der Mutter möglich, ihr noch kleines Baby im Tragetuch oder im Babykörbchen an den Arbeitsplatz mitzunehmen. Oder das Kind wird zum Stillen an den Arbeitsplatz gebracht.

▶ Die Person, die das Kind betreut, im Optimalfall der Vater, gibt ihm während Ihrer Abwesenheit die Milch. Machen Sie die Betreuungsperson rechtzeitig mit dem richtigen Füttern und mit dem korrekten Umgang mit Muttermilch vertraut. Die gemeinsame Versorgung während einer Übergangszeit macht die Umstellung leichter.

▶ Gerade für Mütter, die außer Haus berufstätig sind, kann das Familienbett besonders wichtig sein. Viele Frauen empfinden den Körperkontakt und das nächtliche Stillen als besonders schön. Die gemeinsame Zeit im Bett fördert außerdem den Erhalt der Milchbildung.

Jede Gelegenheit zum Kontakt nutzen

Wiedereinstieg im zweiten Lebenshalbjahr

Wenn Sie erst nach dem ersten halben Jahr wieder anfangen zu arbeiten, fällt der Wiedereinstieg ins Berufsleben etwa mit der Einführung fester Kost zusammen. Während Ihrer Abwesenheit wird das Baby mit Brei gefüttert und bekommt Wasser aus einer Tasse zu trinken. Zu Hause stillen Sie Ihr Kind weiterhin wie gewohnt. Eventuell müssen Sie die Brust während der Arbeitszeit entleeren, es kann aber auch sein, dass dies gar nicht notwendig ist.

Brei geben und weiterstillen

Drei Jahre oder länger zu Hause

In Deutschland und Österreich ist der Arbeitsplatz nach der Geburt bis zu drei Jahre (meist) neben einer geringfügigen finanziellen Unterstützung gesichert. (Diese Möglichkeit besteht sowohl für Mütter als auch für Väter.) Wenn es eine realistische Möglichkeit

PRAXIS

Die ersten Wochen und Monate

für Ihre Familie ist, Sie sich ausgiebig Zeit nehmen und zu Hause bei Ihrem Kind bleiben, kann sich das Stillen ohne zeitliche oder sonstige Begrenzung entfalten und auch ausklingen.

Sie und Ihre Umwelt

Sobald Sie ein Kind haben, werden Sie sich mit der Reaktion Ihrer Umwelt konfrontiert sehen. Grenzen Sie sich ab, wo es notwendig ist. Und bedenken Sie: Wenn jemand Kritik äußert, spiegelt dies zumeist seine eigenen Erfahrungen oder Wünsche wider. So könnte der häufig so oder ähnlich geäußerte Satz »Das (ausschließlich gestillte) Kind braucht doch endlich etwas An-

Kritische Bemerkungen richtig verstehen

ständiges zu essen!« bedeuten: »Lasst mich doch einmal das Baby füttern. Ich wünsche mir mehr Kontakt zu meinem Enkel/Patenkind.«
Freuen Sie sich über Menschen, die Sie motivieren, und nehmen Sie aktiv Verbindung zu ihnen auf. Begrenzen Sie dagegen den Kontakt zu Skeptikern oder Leuten, die alles in Frage stellen.

Unterstützung und Motivation suchen

Die Großeltern

Viele Großeltern empfinden die Beziehung zu den Enkeln als besonders schön, da sie die Kinder genießen können, ohne die volle Erziehungsverantwortung und den oft anstrengenden Alltag zu haben. Früher Kontakt ist für Großeltern wie Enkel bereichernd und wünschenswert.

Großeltern und Enkel bereichern einander

TIPP!

Die älteren Geschwister

So erleichtern Sie den Kontakt zwischen dem oder den älteren Kindern und dem neuen Baby:

▶ Ermöglichen Sie den älteren Geschwistern so früh wie möglich Kontakt mit dem Neugeborenen sowie tägliche Besuche bei der Mutter und dem Baby im Krankenhaus.

▶ Nehmen Sie sich Zeit für jedes einzelne Kind. Schenken Sie dem Kind dann möglichst Ihre ungeteilte Aufmerksamkeit.

▶ Versuchen Sie gelegentlich, auf beide oder mehrere Kinder gleichzeitig einzugehen. So können Sie sich beispielsweise beim Spaziergang mit dem Geschwisterkind unterhalten oder eine Geschichte erzählen. Nutzen Sie die Stillzeit, um mit dem älteren Kind zu kuscheln oder ihm vorzulesen.

PRAXIS
Sie und Ihre Umwelt

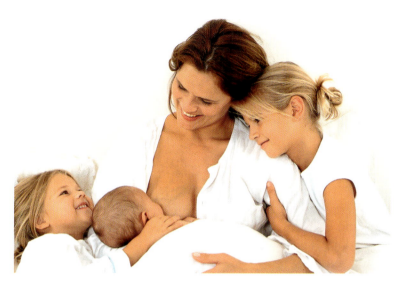

Auch die größeren Geschwister können Anteil am Stillen nehmen.

Die Erziehung ist und bleibt aber Aufgabe der Eltern. So ist die Beziehung zwischen Eltern und Großeltern häufig eine Gratwanderung zwischen Freude am Kontakt, willkommener Unterstützung und manchmal notwendiger Abgrenzung.

Holen Sie sich Bestärkung

Äußerungen von den nächsten Verwandten, von der eigenen Mutter, dem eigenen Vater, berühren erfahrungsgemäß besonders stark. Sie brauchen unbedingt Bestärkung in der Richtung, die sich für Sie als gut herauskristallisiert, wenn nötig auch von außerhalb der Familie. Rund um die Geburt werden Sie viele Mütter und Väter kennen lernen, können Erfahrungen und Tipps austauschen. Sehr wichtig ist aber, dass unter den Müttern keine unterschwellige Konkurrenz entsteht. Allzu häufig erleben Mütter heftige Kritik gerade von anderen Müttern.

Austausch mit Gleichgesinnten

Vertrauen in die eigene Entscheidung

Sie als Eltern treffen die Entscheidungen für Ihre Familie. Interpretieren Sie die Wege, die andere wählen, nicht als Infragestellung Ihrer eigenen Entscheidungen. Als Mutter und Vater eines kleinen Kindes haben Sie in jedem Fall eine anstrengende und rundherum fordernde Aufgabe.

Nicht persönlich nehmen

Wenn es Schwierigkeiten gibt

Im Laufe der Stillzeit sehen sich viele Mütter mit der einen oder anderen Schwierigkeit rund ums Stillen konfrontiert. Doch für die meisten Probleme gibt es glücklicherweise zumeist einfache, wirkungsvolle Maßnahmen.

Die häufigsten Probleme

Im Folgenden werden die häufigsten Probleme und die wichtigsten Maßnahmen vorgestellt, die jede Mutter selbst anwenden kann. In einigen Situationen ist unter Umständen eine Ergänzung durch alternative Heilmethoden hilfreich, beispielsweise durch Homöopathie, Naturheilmittel, Akupunktur oder Lasertherapie. Bei allen Methoden ist die richtige Anwendung entscheidend. Lassen Sie sich auf jeden Fall fachkundig beraten.

Alternative Heilmethoden

Wunde Brustwarzen

Es ist normal, wenn die Brustwarzen in den ersten Tagen etwas empfindlich sind, starke Schmerzen und längeres Wundsein dagegen sind behandlungsbedürftig. Suchen Sie bei den ersten Anzeichen nach den Ursachen.

WICHTIG

Dies gilt bei allen Schwierigkeiten

▶ Achten Sie auch auf kleine Veränderungen bei Ihnen wie bei Ihrem Baby, etwa leichte Schmerzen oder eine gestaute Stelle in der Brust, ein verändertes Aussehen oder ein untypisches Verhalten Ihres Kindes. Die ersten Anzeichen können nur Sie als Mutter erkennen.

▶ Wenn Sie bereits bei den ersten Anzeichen reagieren, ist ein Problem viel eher mit sanften Mitteln zu beheben und Sie ersparen sich und Ihrem Baby langwierige Behandlungsmaßnahmen.

▶ Bei jeder auftauchenden Schwierigkeit ist die erste Maßnahme, besonders auf optimales Anlegen zu achten.

▶ Nehmen Sie rechtzeitig – lieber früher als zu spät – die für Sie passende fachkundige Beratung in Anspruch.

Schon bei ersten Anzeichen sofort reagieren

PRAXIS
Die häufigsten Probleme

Die Hauptursache für wunde Brustwarzen

Die weitaus häufigste Ursache für wunde Brustwarzen ist falsches Anlegen. Da das Baby nicht gut angelegt ist, erfasst es die Brust nicht richtig. Mundbewegungen an falscher Stelle verursachen das Wundsein. Beruhigend: Diese Schwierigkeit ist am leichtesten zu korrigieren (Seite 29–36). Eine gute kompetente Beratung kann weitere mögliche Ursachen – beispielsweise eine Pilzinfektion – feststellen.

Sofortmaßnahmen

Folgende Maßnahmen, die eine eventuell erforderliche spezielle Therapie unterstützen, sollten Sie schon bei den ersten Anzeichen anwenden:

Diese Maßnahmen versprechen bald Linderung

▶ Stillen Sie weiter. Stillen Sie lieber kürzer und häufiger als lange mit größeren Pausen.
▶ Lösen Sie den Milchspendereflex vorab durch Stillen an der weniger empfindlichen Seite oder durch eine Brustmassage (Seite 80) aus.
▶ Legen Sie Ihr Baby sorgfältig und korrekt an und lassen Sie die Stillhaltung überprüfen. Wechseln Sie die Stillpositionen ab, damit die wunde Stelle weniger beansprucht wird.
▶ Lassen Sie nach dem Stillen Muttermilch an der Brustwarze antrocknen. Halten Sie die Brustwarze durch Luft, kurze Sonnenbäder und luftdurchlässige Wäsche so trocken wie möglich. Tragen Sie, wenn es geht, keinen BH, sondern nur ein loses Hemd, das Sie täglich wechseln, oder lassen Sie die Brust stundenweise völlig frei. Tragen Sie vor allem nachts keinen BH. Ein Brustwarzenschutz (Seite 106) schützt vor schmerzhafter Berührung durch die Kleidung.

Die Brustwarzen trocken halten

▶ Waschen Sie sich oft die Hände und einmal täglich die Brüste unter fließendem warmen Wasser, verwenden Sie aber keine Salben. Eine Ausnahme ist gereinigte Lanolinsalbe, die, zwischen den Fin-

Richtiges Anlegen ist die Lösung vieler Probleme.

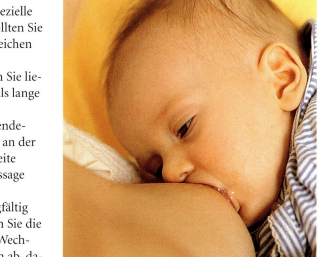

gern verrieben, nach dem Stillen in winzigen Mengen auf die wunde Brustwarze aufgetragen wird.

▶ Sind die Schmerzen zu stark, entleeren Sie für 24 Stunden Ihre Milch von Hand oder pumpen Sie mit einem speziellen weichen Pumptrichter und stillen Sie allmählich steigernd wieder. Ein Brusthütchen bringt unter Umständen kurzfristig Erleichterung. Dazu ist eine fachkundige Beratung erforderlich.

Pilzinfektion (Soor)

Eine Pilzinfektion, auch Soor genannt, ist eine mögliche Ursache für lang andauernd wunde Brustwarzen. Am Anfang sind die betroffenen Brustwarzen oft leicht glänzend, später pinkfarben und glänzend oder gerötet. Sie können rissig oder schuppig sein, jucken und weisen einen weißen Belag auf. Charakteristisch sind Schmerzen während oder nach dem Stillen. Eine gleichzeitige Pilzinfektion in der Scheide ist ebenfalls möglich. Das Baby kann weiße Flecken in den Wangentaschen und auf der Zunge sowie eine Pilzinfektion im Windelbereich haben. Es kommt aber auch vor, dass Mutter oder Baby keine erkennbaren Anzeichen haben und trotzdem eine Pilzinfektion vorliegt.

Manchmal schwer zu diagnostizieren

Maßnahmen

▶ Stillen Sie weiter. Stillen Sie häufiger, aber kürzer, wechseln Sie die Stillhaltungen und achten Sie besonders auf korrektes Anlegen.

▶ Mutter und Baby müssen immer gleichzeitig behandelt werden. Wenn der Kinderarzt dies nicht automatisch veranlasst, bestehen Sie darauf und gehen Sie zum Hausarzt oder Gynäkologen.

▶ Sorgfältigste Hygiene ist bei einer Pilzinfektion erforderlich.

▶ Luft und Sonne unterstützen den Heilungsprozess.

▶ Konsequente Behandlung, Geduld und Ausdauer sind für die Heilung ausschlaggebend.

Mutter und Baby immer gleichzeitig behandeln

So gehen Sie gegen eine Pilzinfektion vor

Bestreichen Sie den Mund des Babys nach jedem Stillen mit einem Wattestäbchen mit Pilzmittel und die Brustwarzen und Warzenhöfe mit Pilzsalbe. Behandeln Sie gleichzeitig den Windelsoor. Waschen Sie sich vor und nach dem Stillen sowie vor und nach dem Wickeln sorgfältig die Hände mit Seife. Benutzen Sie ausreichend Creme gegen rissige Haut an den Händen. Wechseln Sie täglich die Wäsche und waschen Sie sie im Kochwaschgang. Verwenden Sie möglichst keine Sauger, Schnuller oder Beißringe. Wenn doch, ko-

Sorgfalt und Hygiene sind besonders wichtig

PRAXIS
Die häufigsten Probleme

chen Sie diese täglich 20 Minuten lang aus. Reinigen Sie die Spielsachen häufig mit Seifenwasser. Baden Sie nicht zusammen mit dem Baby. Entleerte Muttermilch darf gefüttert, aber nicht aufbewahrt werden. Kochen Sie das Pumpzubehör täglich aus.

Bei mildem Pilzbefall können Sie eine Linderung bereits nach 48 Stunden erwarten, bei schwerem Befall dagegen erst nach drei bis fünf Tagen. Am Anfang der Behandlung ist sogar eine Verschlechterung möglich. Die Therapie muss mindestens zwei Wochen konsequent durchgeführt werden, auch wenn die Symptome bereits abklingen.

Bei Pilzbefall ist Geduld gefragt

Hohl- und Flachwarzen

▶ Manche Hohl- oder Schlupfwarzen stehen im Ruhezustand heraus. Beim Zusammendrücken des Brustgewebes hinter dem Warzenhof ziehen die Milchgänge die Brustwarze aber nach innen. Das können Sie mit Daumen und Zeigefinger selbst testen.

▶ Eine Flachwarze tritt im Ruhezustand wenig oder kaum aus dem Brustgewebe heraus. Bei Kälte, wenn Sie die Brustwarze leicht reiben, das Brustgewebe hinter dem Warzenhof zusammendrücken oder beim Saugen des Babys stellt sie sich jedoch auf und steht heraus.

Stillen bei besonderen Brustwarzen

Das Wichtigste ist, auf die Empfehlungen zum Stillen in den ersten Tagen genau zu achten – früh, richtig und häufig zu stillen. So lernt das Baby von Beginn an, auch an einer Brust mit einer Flach- oder Hohlwarze gut zu saugen. Babys saugen an der Brust und nicht an der Brustwarze. Deswegen können viele Frauen mit besonderen Brustwarzenformen durchaus ohne Komplikationen stillen.

Stillen ist auch in diesen Fällen möglich

Maßnahmen

▶ Als vorbeugende Maßnahme schon ab dem siebten Monat der Schwangerschaft oder später zwischen den Stillmahlzeiten können Sie stundenweise Brustwarzenformer im BH tragen. Manchen haben sie geholfen.

Flachwarzen können Sie während der Schwangerschaft ab und zu massieren, jedoch nicht bei Neigung zu vorzeitigen Wehen.

▶ Legen Sie Ihr Baby in den ersten Tagen bei jedem Hungerzeichen an und lassen Sie es ausschließlich an Ihrer Brust saugen, damit es bald zu trinken lernt, auch wenn die Brustwarze nicht tief in den Mund reicht.

Geben Sie ausschließlich die Brust

PRAXIS

Wenn es Schwierigkeiten gibt

▶ Manchen Frauen hilft es, die Brustwarze vor dem Anlegen zu massieren oder eine Hautfalte zu bilden, in deren Mitte sich die Brustwarze befindet. Das ist allerdings nur vor dem Milcheinschuss möglich.

Rückenhaltung empfohlen

▶ Von den unterschiedlichen Stillpositionen wird bei Hohloder Flachwarzen die Rückenhaltung (Seite 30) empfohlen.

▶ Wenn das Anlegen so nicht gelingt, kann ein dünnes Silikonbrusthütchen (Seite 106) dem Baby das Erfassen der Brust erleichtern und gleichzeitig die Brustwarze dehnen.

▶ Eine andere Möglichkeit ist, den Kolben aus einer 20-Milliliter-Spritze herauszuziehen und die Spitze abzuschneiden. Dann schieben Sie den Kolben von der anderen Seite in die Spritze, setzen diese vor dem Stillen vorsichtig über der Brustwarze an und ziehen den Kolben langsam heraus. Der Sog saugt Ihre Brustwarze heraus. Behalten Sie den Sog eine halbe Minute lang bei. Dann drücken Sie den Kolben langsam wieder hinein.

Milchstau

Einen Milchstau erkennen Sie an einer empfindlichen, heißen und eventuell geröteten Stelle an Ihrer Brust oder an einem tastbaren, oft schmerzhaften Knoten mit begrenztem Rand. Ein Milchstau entsteht meist, wenn die Milchgänge nicht ausreichend entleert worden sind. Er kommt eher bei sehr reichlicher Milchbildung vor, manchmal durch Stoß oder Druck, bei Narben, veranlagungsbedingt, aber auch durch Stress, einengende Kleidung – beispielsweise durch einen Badeanzug oder BH – oder falsches Binden des Tragetuchs. Milchstau tritt erfahrungsgemäß im Winter häufiger auf.

Das verschafft Linderung

▶ Vor dem Stillen hilft ein feuchtwarmer Wickel, warmes Duschen oder ein Wärmekissen (angewärmtes Kirschkernsäckchen). Massieren Sie die gestaute(n) Stelle(n) während des Stillens oder

Einfache Hilfsmaßnahmen

WICHTIG

Was tun bei Milchstau?

Wenn Sie bei sich Anzeichen eines Milchstaus feststellen,
- reagieren Sie sofort
- stillen Sie häufig
- wärmen Sie die Brust vor dem Stillen
- kühlen Sie die Brust nach dem Stillen
- gönnen Sie sich ausreichend Ruhe
- trinken Sie viel

PRAXIS
Die häufigsten Probleme
99

zwischendurch oder lassen Sie dies jemanden für Sie machen.

▶ Achten Sie auf gutes Anlegen. Die Milchgänge, die beim Unterkiefer des Babys liegen, werden am besten entleert. Halten Sie das Baby so, dass sich sein Unterkiefer in Richtung der gestauten Stelle befindet. Bei entsprechender Körperhaltung kann die Schwerkraft die Entleerung zusätzlich begünstigen.

▶ 20 Minuten Kühle durch einen Quarkwickel, Umschläge mit kalten Weißkrautblättern oder einen kalten Waschlappen nach dem Stillen schaffen Erleichterung.

▶ Vermeiden Sie einengende Kleidung und gönnen Sie sich möglichst viel Ruhe. Vitamin C unterstützt die Abwehrkräfte.

Eine passende Stillhaltung wählen

Brustentzündung (Mastitis)

Bei einer Brustentzündung bekommen Sie Fieber, haben Gliederschmerzen und fühlen sich wie bei einer Grippe. Meist ist an der Brust eine gerötete, empfindliche Stelle zu erkennen. Im Frühstadium gehen Sie wie beim Milchstau vor, allerdings wenden Sie vor dem Stillen nur 5 Minuten Wärme an und danach 20 Minuten Kälte. Bedenken Sie: Eine Brustentzündung ist eine Krankheit. Legen Sie sich zusammen mit Ihrem Baby ins Bett. Sie benötigen eine fachkundige Beratung. Abstillen wäre jetzt nicht sinnvoll.

Gerade jetzt weiterstillen

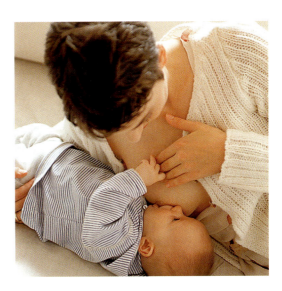

Maßnahmen

Stillen Sie weiter und entleeren Sie die Brust gut. Bettruhe ist ein Muss. Wenden Sie alle Maßnahmen wie bei Milchstau an (Seite 98). Spätestens nach 24 Stunden Fieber brauchen Sie ärztliche Behandlung, eventuell auch ein stillverträgliches Antibiotikum (Cephalosporine, Erythromycin). Sie können stillverträgliche Schmerzmittel (Paracetamol, Ibuprofen) nehmen. Vielen Frauen hat bei einer Brustentzündung die Behandlung durch einen erfahrenen Homöopathen geholfen. Häufiges Händewaschen in den ersten Wochen reduziert die

Hilfe bei Milchstau: eine spezielle Stillhaltung und Massage.

PRAXIS

Wenn es Schwierigkeiten gibt

Gefahr einer infektiösen Brustentzündung.

Neben der Behandlung der Symptome ist es wichtig, die Ursache für die Brustentzündung aufzudecken und in Zukunft zu vermeiden, vor allem bei nicht vollständig ausgeheilten und wiederkehrenden Brustentzündungen.

Zu viel Milch

Ein oftmals nicht erkanntes Problem

Die Angst, zu wenig Milch zu haben, kennen viele Mütter. Zu viel Milch ist dagegen ein häufig unbeachtetes Problem.

▶ **Zu viel Milch** verursacht meist eine unruhige Stillzeit. Das Baby verschluckt sich, lässt die Brust immer wieder los, weint viel,

---

Die Gewichtszunahme eines gesunden Babys

Man rechnet die Gewichtszunahme des Babys nicht ab dem Geburtsgewicht, sondern ab dem tiefsten Gewicht während der Wochenbettzeit. Die durchschnittliche Gewichtszunahme eines gesunden Babys beträgt im
- 1. bis 4. Monat wöchentlich 120 bis 220 Gramm
- 4. bis 6. Monat wöchentlich 115 bis 140 Gramm
- 6. bis 12. Monat wöchentlich 60 bis 120 Gramm

---

bäumt sich auf. Es nimmt aber reichlich zu.

Was ist zu tun? Stellen Sie allmählich auf eine Brust pro Mahlzeit oder eine Brust innerhalb von zwei Stunden um. Bei Bedarf entleeren Sie etwas Milch zur Erleichterung aus der anderen Brust. Lassen Sie Ihr Baby häufig aufstoßen. Kühlen Sie die Brust nach dem Stillen und trinken Sie für maximal zwei Wochen täglich zwei, drei Tassen Pfefferminz- oder Salbeitee.

Auf eine Brust je Mahlzeit umstellen

▶ **Zu viel Milchzucker** kann die Ursache dafür sein, wenn Sie sehr viel Milch zu haben scheinen, Ihr Kind oft trinkt, aber nie zufrieden ist. Es nimmt nur stockend zu, ist quengelig und scheidet grünen, wässrigen Stuhl aus.

Was ist zu tun? Stillen Sie lange genug an einer Seite, damit Ihr Baby die fettreiche Hintermilch bekommt.

▶ **Ein überstarker Milchspendereflex** ist etwas anderes als eine zu große Milchmenge. Sobald das Kind an der Brust liegt, manchmal schon vorher, spritzt die Milch. Das Kind schluckt sehr viel Luft, bekommt Bauchschmerzen und grünen Stuhl, ist quengelig und kann an der Brust sehr unglücklich wirken, nimmt aber prächtig zu.

Verblüffend einfache Problemlösung

Was ist zu tun? Lassen Sie Ihr Baby gegen die Schwerkraft quasi bergauf trinken. Legen Sie sich auf den Rücken, das Baby auf Ih-

PRAXIS

Die häufigsten Probleme

ren Bauch und halten Sie seine Stirn. Eine andere Möglichkeit: Sie lassen es über Ihrer Schulter knien und saugen. Wenn Sie auf der Seite liegen, legen Sie ein Polster unter Ihr Baby, sodass sein Kopf höher liegt als Ihre Brust. Im Sessel lehnen Sie sich sehr stark zurück. Lassen Sie vor dem Anlegen etwas Milch ausfließen, bis sie nicht mehr so kräftig spritzt. Häufiges Aufstoßenlassen ist ebenfalls hilfreich.

Zu wenig Milch

Häufig wird falscher Alarm geschlagen: Zu wenig Milch! Wenn Sie oft kurz oder sehr lange stillen, Ihr Baby viel weint, unruhig oder lange wach ist, wenn Ihre Brust nicht mehr so groß ist wie im Wochenbett oder wenn Sie keine Milch von Hand entleeren können, sind das alles keine (!) Zeichen für zu wenig Milch. Sie selbst können durch einfache Beobachtungen beurteilen, ob Ihr Baby genügend Milch bekommt (Seite 59–60). Bei Zweifeln sollten Sie das Gewicht überprüfen. Der Abstand zwischen den Gewichtskontrollen im Rahmen der empfohlenen Vorsorgeuntersuchungen ist teilweise recht groß. Gelegentlich wird dazwischen eine ungenügende Gewichtszunahme übersehen. Kontrollieren Sie bei Verdacht also selbst die Gewichtszunahme Ihres Kindes.

Beurteilen Sie selbst die Gewichtsentwicklung Ihres Babys

Wenn Ihre Beobachtungen und eine Gewichtszunahme an der unteren Grenze auf zu wenig Milch schließen lassen, suchen Sie sich umgehend fachliche Beratung und ergreifen Sie sofort Maßnahmen.

Was ist zu tun? In vielen Fällen reicht es aus, wenn sich Mutter und Kind für 48 Stunden ins Bett legen, sich versorgen lassen und stillen, stillen, stillen. Denn den größten Einfluss auf die Milchmenge haben die Häufigkeit und Intensität der Entleerung. Das häufige Saugen signalisiert dem Körper einen erhöhten Milchbedarf – und die Milchmenge passt sich den veränderten Erfordernissen an. Wenn das nicht reicht, sind weitere Maßnahmen nötig (Seite 102).

Holen Sie sich fachliche Beratung

Beurteilung der Gewichtszunahme

Die Gewichtszunahme wird gerade in Grenzfällen von Fachleuten hin und wieder unterschiedlich beurteilt. Wenn Ihr Arzt wegen mangelnder Gewichtszunahme zum Zufüttern oder Abstillen rät, fragen Sie nach den genauen Werten, außerdem nach der Gesundheit und Entwicklung Ihres Babys. All dies muss zusammen beurteilt werden. Es kommt sowohl vor, dass ohne hinreichende Notwendigkeit zu Zufütterung gedrängt wird, als

Fragen Sie nach!

PRAXIS

Wenn es Schwierigkeiten gibt

Was tun, um die Milchmenge zu steigern?

Wenn Ihr Kind tatsächlich zu wenig Milch bekommt, gehen Sie folgendermaßen vor:

▶ Achten Sie immer darauf, dass Sie Ihr Baby korrekt halten und es Ihre Brust gut erfasst hat.

▶ Stillen Sie mindestens alle zwei Stunden (gerechnet von Beginn der Mahlzeit bis zum Beginn der nächsten) an beiden Brüsten mit einer längeren Pause während der Nacht, das heißt mindestens 8- bis 10-mal innerhalb von 24 Stunden.

▶ Wechselstillen steigert durch den mehrmaligen Seitenwechsel während einer Mahlzeit die Milchmenge. Immer wenn das Baby auf einer Seite von selbst aufhört, legen Sie es auf der anderen Seite an. Sobald mehr Milch fließt, achten Sie wieder auf genügend langes Saugen auf einer Seite (Seite 37, 39).

▶ Wenn Ihr Baby nicht ausreichend lang und intensiv saugt, um die Milchbildung anzuregen, kann für eine Übergangszeit zusätzliches Pumpen und Füttern der abgepumpten Milch sinnvoll sein.

▶ Ausgedehnter Körperkontakt fördert die Milchbildung.

▶ Schaffen Sie sich weitgehend Entlastung im Haushalt und ruhen Sie sich so viel wie möglich aus.

Am wichtigsten: sehr oft stillen

auch, dass bei stockender Gewichtszunahme (zu) lange gewartet wird, in der Hoffnung, dass sich das Problem von selbst löst. Die Ursache muss jedoch möglichst schnell gefunden werden. Die ausreichende Ernährung Ihres Babys hat oberste Priorität. Wenn der Bedarf und die Milchmenge zu stark auseinander klaffen, ist eine Zufütterung nötig, während Sie gleichzeitig die Milchmenge zu steigern versuchen. Wenn Ihr Baby nämlich anhaltend zu wenig Kalorien bekommt, ist das schädlich für seine

Das Baby braucht Kraft, um die Milchbildung aufzubauen

Gesundheit. Außerdem saugt es dann zu schwach, um Ihre Milchbildung aufbauen zu können.

Nur im Notfall: Zufüttern

Damit das Zufüttern nicht die Einleitung zum Abstillen wird, sondern im Gegenteil das Stillen fördert, sollten Sie nicht die Flasche verwenden, sondern ein Brusternährungsset, den Löffel, eine Flasche mit löffelförmigem Mundstück oder einen Becher (Seite 47, 48, 107). Wenn Sie trotz der Nachteile dennoch mit

Zufüttern, aber stillfördernd

PRAXIS
Die häufigsten Probleme
103

der Flasche zufüttern möchten, achten Sie darauf,

▶ dass Sie immer zuerst die Brust anbieten

▶ dass Ihr Baby den runden Sauger tief im Mund und die Lippen weit geöffnet hat

▶ dass es mindestens 20 Minuten für eine Mahlzeit benötigt.

Wenn Ihr Baby wieder gut zunimmt und die Milchmenge größer geworden ist, kann die Zufütterung allmählich reduziert werden. Der letzte Schritt ist oft eine Frage des Zutrauens, dass Ihr Körper in der Lage ist, genügend Milch zu bilden. Manche Mütter füttern zu, bis das Baby Brei bekommt, und stillen dann parallel weiter. Einige wenige füttern über längere Zeit gepumpte Muttermilch mit der Flasche.

Später das Zufüttern wieder reduzieren

Allergiebelastung in der Familie

Allergien werden durch viele verschiedene Faktoren beeinflusst. Einer davon ist die Ernährung. Die ausschließliche Ernährung mit Muttermilch in den ersten sechs Monaten trägt entscheidend dazu bei, Allergien beim Baby und Kleinkind vorzubeugen. Dies ist durch umfangreiche Untersuchungen belegt. Muttermilch fördert die Ausreifung der Darmschleimhaut und erschwert damit das Eindringen von

Durch Stillen Allergien vorbeugen

Fremdstoffen. In der Muttermilch enthaltene Bestandteile schützen Ihr Kind wirksam vor Infekten und stärken auf diese Weise seine Gesundheit. Stillen, vorbeugende Maßnahmen (Kasten) und eine gezielte Ernährung können einen Allergieausbruch verhindern, verzögern oder zumindest abmildern.

TIPP!

Allergiebelastung – so beugen Sie vor

▶ Stillen Sie über einen Zeitraum von mindestens sechs Monaten ausschließlich.

▶ Geben Sie Ihrem Baby erst dann feste Kost, wenn es seine Bereitschaft signalisiert.

▶ Führen Sie immer nur ein Nahrungsmittel ein und füttern Sie dieses mindestens eine Woche, bevor Sie ein neues hinzufügen.

▶ Meiden Sie Nahrungsmittel, die bei Ihnen oder dem Vater des Kindes Symptome einer Allergie auslösen.

▶ Sie beugen vor, wenn Sie auf Staubfänger wie Federkissen, Teppiche oder Vorhänge verzichten, Raumschimmel beseitigen, ein striktes Rauchverbot für alle Wohnräume aussprechen und keine Haustiere halten.

Viele Faktoren spielen eine Rolle

PRAXIS

Wenn es Schwierigkeiten gibt

Allergiezeichen

So erkennen Sie eine Allergie

Mögliche Allergiezeichen bei Ihrem Baby sind Hautausschläge, Asthma, Koliken, eine langsame Gewichtszunahme, eine trockene Haut, ständige Unruhe und ungewöhnlich häufiges Schreien. Wenn Ihr Baby eines oder mehrere der genannten Symptome aufweist, sollten Sie versuchen, bei Ihrer Ernährung etwas zu ändern (Seite 69), achten Sie aber auch weiterhin auf ausreichende Nährstoffzufuhr.

Stillstreik – wenn das Baby die Brust verweigert

Das Baby hat Schwierigkeiten

Es kommt vor, dass ein Baby nach einer langen Phase eingespielten Stillens plötzlich die Brust verweigert. Es wirkt unglücklich und bäumt sich von der Brust weg. Dieses Verhalten nennt man Stillstreik. Er kann von wenigen Stunden bis zu einer Woche dauern. Viele Frauen fühlen sich dann als Mutter verunsichert und abgelehnt, aber das Baby lehnt nicht die Mutter ab, sondern hat Schwierigkeiten mit dem Saugen an der Brust. Was ist zu tun? Zuerst sorgen Sie dafür, dass Ihr Baby genügend Flüssigkeit bekommt. Entleeren Sie die Brust so oft, wie Ihr Baby vorher gesaugt hat, und geben Sie ihm die Milch mit dem Löffel oder

> **TIPP!**
> ### Bei Stillstreik gelassen bleiben
> Das Wichtigste: Lassen Sie sich Zeit! Setzen Sie sich und Ihr Baby nicht unter Druck. Sie beide brauchen viel Zärtlichkeit, ausgiebig Körper- und Hautkontakt.

dem Becher (Seite 48), aber nicht mit der Flasche. Danach beginnt die Detektivarbeit, die Ursache zu finden: ein veränderter Geruch oder Geschmack der Milch durch eine neue Seife, ein neues Waschmittel, ein Parfüm, ungewohnte Nahrungsmittel, Alkohol, Gewürze, Vitaminpräparate, Medikamente, das Einsetzen der Menstruation, Stress unterschiedlichster Art wie Umzug, Familienfeiern, plötzliches Erschrecken oder Krankheit. Versuchen Sie, das Kind in einer ruhigen Atmosphäre anzulegen, vielleicht im Halbschlaf, im Gehen oder in der Badewanne, und vermeiden Sie jede Ablenkung. Weitere Anregungen für Anlegeversuche finden Sie auf Seite 44–45. Sie brauchen in dieser Zeit sowohl emotionale Bestätigung als auch konkrete Hilfe. Ein Stillstreik um den siebten bis neunten Monat wird oft mit dem Wunsch des Kindes nach Abstillen verwechselt. Doch ein Baby

Erneute Stillversuche ohne Druck

PRAXIS
Die häufigsten Probleme

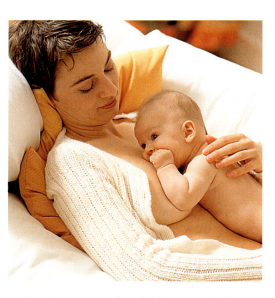

▶ Wenn das Baby krank ist: Bei Erkrankungen des Babys ist Stillen eine große Hilfe. Die Abwehrstoffe in der Muttermilch tragen dazu bei, die Krankheit schnell zu überwinden. Das Saugen entspannt zudem das Baby. Viel Geduld brauchen Sie allerdings bei einer verstopften Nase oder Ohrenschmerzen.

Manche ältere Kinder, die neben dem Stillen bereits Brei bekommen, möchten, wenn sie krank sind, wieder fast ausschließlich gestillt werden. Wieder gesund, kehren sie zum gewohnten Rhythmus zurück.

Bei Schnupfen und Augenentzündungen machen viele Frauen gute Erfahrungen mit Muttermilch, die sie wie ein Medikament in Nase oder Augen geben. Wichtig: Lassen Sie beim Ausstreichen die ersten Spritzer auf ein Tuch tropfen, da diese Hautbakterien enthalten, und tropfen Sie die Muttermilch erst dann direkt in die Nase oder das Auge des Babys.

▶ Wenn die Mutter krank ist: Bei leichten Krankheiten der Mutter, beispielsweise einer Erkältung oder einer Darmgrippe, sowie bei den meisten schweren Erkrankungen kann weiter gestillt werden. Sie sollten allerdings versuchen, sich Unterstützung zu organisieren, damit Sie sich ins Bett legen können. Speziell auf Ihre

Hautkontakt entspannt und ermutigt zu stillen.

entwöhnt sich im ersten Lebensjahr normalerweise nicht von selbst von der Brust. Der Unterschied zum Stillstreik: Die selbstständige Entwöhnung kommt langsam und das Baby ist dabei zufrieden. Ein Stillstreik dagegen tritt meist plötzlich auf und das Baby ist unglücklich. Geben Sie daher bei einem Stillstreik in diesem Alter nicht auf.

Schnupfen, Grippe & Co.

Optimal bei Krankheit: Stillen

Vermutlich werden auch Sie und Ihr Baby von allgemein grassierendem Schnupfen, Husten, Fieber oder Durchfallerkrankungen nicht immer verschont bleiben. Alle diese alltäglichen Krankheiten sind jedoch kein Grund abzustillen, im Gegenteil.

Muttermilch ist vielfach die beste Arznei

Unterstützung organisieren und weiterstillen

PRAXIS

Wenn es Schwierigkeiten gibt

Krankheit abgestimmte Abwehrstoffe Ihrer Milch schützen das Baby vor einer Ansteckung oder helfen ihm, die Krankheit zu bewältigen. Bei einer Stillpause wäre das Baby durch das Fehlen der Abwehrstoffe stärker gefährdet. Auch bei Fieber können Sie stillen, Sie brauchen aber mehr Flüssigkeit.

Muttermilch schützt vor Ansteckung

Stillhilfsmittel

Im Normalfall benötigen Sie zum Stillen keine Hilfsmittel. Manche können das Stillen aber vereinfachen oder in besonderen Situationen sogar entscheidend helfen. Wichtig ist auch hier die korrekte Anwendung, denn falsch angewandt können sie schaden.

Nicht zwingend notwendig, aber manchmal hilfreich

▶ Stilleinlagen (Einmal- oder Stoffstilleinlagen) sind nicht unbedingt erforderlich. Falls Milch vor allem in der Anfangszeit spontan aus den Brüsten tropft, wechseln Sie die Wäsche öfter oder verwenden Sie nach jedem Stillen – bei Bedarf häufiger – eine neue oder frisch gewaschene Stilleinlage. Wichtig ist, dass sich die Brustwarzen nicht ständig in einem feuchten Klima befinden. Tragen Sie BH und Stilleinlagen nicht rund um die Uhr.
▶ Ein besonderes Lagerungs- oder Stillkissen ist bequem, aber nicht unbedingt notwendig. Normale Kissen oder Decken sind ebenfalls geeignet.
▶ Brustwarzenschutz (eine Schale mit Belüftungslöchern, die im BH getragen wird) schützt wunde Brustwarzen vor schmerzhafter Berührung.
▶ Ein Brusthütchen kann ohne eingehende Beratung das bestehende Problem nicht lösen. Immer muss zuerst die Ursache geklärt werden. Bei Anleitung und korrekter Anwendung kann das Brusthütchen in manchen Situationen dazu beitragen, dass das Baby an der Brust bleibt. Das Brusthütchen sollte immer aus dünnem Silikon sein. Die Größe muss der Brustwarze und dem Mund des Babys entsprechen. Das Baby muss noch einen guten Saugschluss bilden können, meist sind der kleinste Durchmesser und der kürzeste Schaft am günstigsten. Das Brusthütchen wird – eventuell im Wasserbad erwärmt – umgestülpt und etwas gedehnt mittig auf die Brustwarze gesetzt. Es nimmt dann wieder seine ursprüngliche Form ein und haftet so besser an der Brust. Halten Sie die Brust im C-Griff (Seite 29) und überprüfen Sie, ob das Baby die Brust gut erfasst, damit es genügend Milch bekommt. Beim Saugen wird die Brustwarze durch das Vakuum in den Schaft gezogen und dabei gedehnt.

Eine gute Beratung ist gerade bei Hilfsmitteln unerlässlich

PRAXIS
Medikamente während der Stillzeit

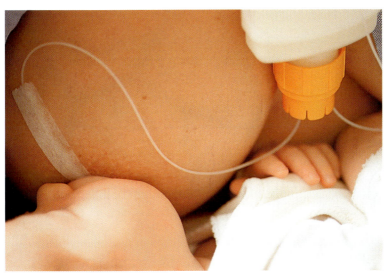

Das Baby bekommt zusätzliche Milch durch das Brusternährungsset.

Hilfsmittel zum Zufüttern

▶ Mit einem Löffel, einer Flasche mit löffelförmigem Mundstück (SoftCup™) oder einem sehr kleinen, offenen Becher (Seite 48) können Sie Ihrem Baby zusätzlich Milch geben. Der Vorteil: Dabei lernt es kein anderes Saugen als an der Brust kennen.

▶ Mit dem Brusternährungsset erhält das Baby während des Stillens Milch aus der Brust und zusätzliche Milch durch einen dünnen Silikonschlauch. Die Bereitschaft des Babys, an der Brust zu saugen, wird gefördert und während der notwendigen Zufütterung gleichzeitig die Milchbildung angeregt. Sie müssen sich bei diesem Hilfsmittel fachkundig beraten lassen.

Das Brusternährungsset erhält das Stillen in vielen Fällen

Medikamente während der Stillzeit

Wenn Sie während der Stillzeit ein Medikament einnehmen müssen, sind die Wirkstoffe, die Dosis, das Gewicht von Mutter und Baby sowie Alter und Gesundheitszustand des Babys maßgebend bei der Frage, ob das Medikament stillverträglich ist.

▶ Achten Sie selbst darauf, dass Sie ein stillverträgliches Medikament bekommen. Denn nicht immer wird automatisch ein solches verschrieben.

▶ Bewährte Medikamente sind neueren vorzuziehen. Ein einziges Medikament ist für das Baby weniger belastend als Kombinationen verschiedener Präparate.

Verlangen Sie ein stillverträgliches Medikament

PRAXIS

108 Wenn es Schwierigkeiten gibt

WICHTIG

Genussmittel während der Stillzeit

Viele Mütter fragen sich, worauf sie in der Stillzeit verzichten müssen
– Kaffee, Tee oder Wein? Grundsätzlich gilt: Es ist alles eine Frage des
richtigen Maßes.

▶ Kaffee und schwarzen Tee in Maßen vertragen die meisten gestillten Babys.

▶ Hin und wieder ein Glas Wein oder Bier zu einem besonderen Anlass ist kein Stillhindernis. Bei übermäßigem Alkoholgenuss oder
akuter Alkoholkrankheit ist jedoch Abstillen erforderlich.

▶ Rauchen schädigt die Gesundheit von Mutter und Kind, kann die
Milchbildung sowie die Stilldauer reduzieren und beim Baby zu Unruhe und Koliken führen. Raucherinnen ist dringend zu raten, spätestens die Schwangerschaft als Anlass zu nehmen, um mit dem Rauchen

Das Baby nur in rauchfreien Räumen!

aufzuhören. Wenn dies nicht gelingt, reduzieren Sie das Rauchen so
weit wie möglich, rauchen Sie auf keinen Fall vor oder während einer
Stillmahlzeit. In Gegenwart des Babys oder in den Zimmern, in denen
es sich aufhält, sollte überhaupt nicht geraucht werden.

▶ Nehmen Sie das Medikament möglichst immer nach einer Still-mahlzeit ein.

▶ Abpumpen verringert *nicht* die Konzentration des Medikaments in der Milch.

▶ Tatsächlich gibt es für fast alle Krankheiten ein stillverträgli-ches Medikament, unter den Antibiotika sind es zum Beispiel Penizillin, Cephalosporine, Ery-thromycin, unter den Schmerz-mitteln Paracetamol und Ibu-profen. Nur bei ganz wenigen Krankheiten lässt sich kein still-verträgliches Medikament fin-den, so beispielsweise bei Che-motherapie.

Besondere Situationen

Schwangerschaft und Geburt kön-nen Eltern vollkommen unerwar-tet mit einer außergewöhnlichen Situation konfrontieren, etwa wenn sich Zwillinge oder gar Dril-linge ankündigen. Bei Zwillingen oder Drillingen treffen alle allge-meinen Empfehlungen zum Stillen zu. Günstige Stillhaltungen für das gleichzeitige Stillen von zwei Ba-bys, viel praktische Entlastung und Beratung sind jedoch erforderlich. Ausnahmesituationen sind eine Frühgeburt, eine schwere Krank-

Mehrlinge stillen

PRAXIS
Besondere Situationen

Sie brauchen viel Beratung
heit des Babys, eine Behinderung, etwa eine Spalte in Lippe oder Gaumen, Krankenhausaufenthalte und Operationen von Baby oder Mutter. Wichtig: Bei Brustoperationen sind häufigere Gewichtskontrollen erforderlich. Sonderfälle anderer Art sind eine Relaktation, also ein zweiter Stillbeginn oder der Aufbau stark zurückgegangener Milchbildung, sowie das Stillen von Adoptivkindern. Bei der Adoptivmutter sorgt das regelmäßige Saugen des Babys und der dadurch veränderte Hormonspiegel für die Milchbildung, jedoch langsamer und in kleineren Mengen, sodass bei Bedarf zugefüttert wird.

Trotzdem stillen?

Stillen in besonderen Situationen
In den meisten dieser Fälle ist es trotzdem grundsätzlich möglich zu stillen, wenn es auch sicherlich größere Mühe erfordert. Sie benötigen auf jeden Fall praktische Unterstützung und kompetente Beratung. Für Ihr Baby ist das Stillen gerade in einer so schwierigen Situation von besonderer Bedeutung. Der enge, liebevolle Kontakt beim Stillen hilft das Durchgestandene zu verarbeiten, die Bindung zwischen Mutter und Kind aufzubauen. Einige Mütter empfinden in einer Ausnahmesituation das Stillen als das Beste. Es kann für

Sie die richtige Entscheidung sein, alle Kräfte für das Stillen zu mobilisieren. Es ist aber auch möglich, dass Sie Stillen als zusätzliche Belastung empfinden. Wenn dies der Fall ist, konzentrieren Sie sich auf die Beziehung zu Ihrem Kind.

Suchen Sie sich Unterstützung

Für fast alle dieser Sonderfälle gibt es Selbsthilfegruppen, in denen Eltern Rat und Unterstützung finden, sowie spezielle weiterführende Literatur. Außergewöhnliche Situationen bringen Eltern an ihre Grenzen. Stecken Sie sich realistische und erreichbare Ziele. Vergleichen Sie Ihre Situation nicht mit der anderer. Sie machen es so gut, wie es unter Ihren Bedingungen möglich ist. Und: Versuchen Sie jeden Tag aufs Neue, die für Ihre Familie richtigen Entscheidungen zu treffen.

Realistische Ziele speziell für Ihre Situation

Auch bei Zwillingen ist Stillen möglich.

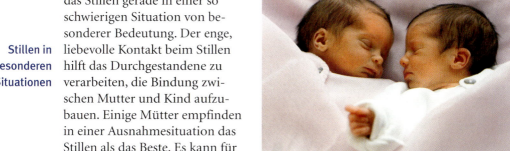

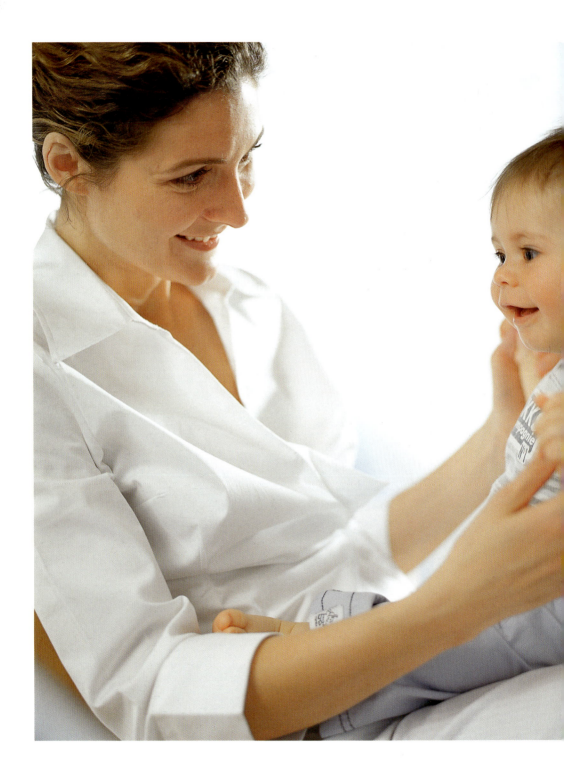

PRAXIS

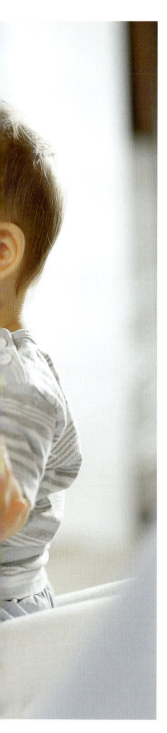

Wie geht es weiter?

Ihr Baby ist inzwischen deutlich gewachsen. Langsam erwacht sein Interesse an seiner Umwelt und an den Mahlzeiten der Großen. Eher vorsichtig oder mit Appetit probiert es ein bisschen Brei oder zerdrücktes Obst und plötzlich isst es mit am Familientisch. Die Muttermilch bleibt aber auch weiterhin ein wertvoller Teil seiner Ernährung. Immer mehr nimmt Ihr Baby die Brust bewusst als vertrauten Ort wahr. Doch irgendwann kommt es zur zweiten Abnabelung, wenn das Stillen zu Ende geht – möglichst so, dass es für Sie beide gut ist. In diesem Kapitel finden Sie konkrete Hinweise, wie Sie feste Nahrung einführen und wie Sie schonend abstillen.

Der erste Brei und weiterstillen

Irgendwann im Laufe der ersten Monate spielt sich das Leben mit dem Baby ein, ist nicht mehr alles neu und aufregend. Es gibt einen mehr oder weniger festen Rhythmus. Sie sind inzwischen vertraut mit der Babypflege und die Stillmahlzeiten laufen (meist) unkompliziert ab. Die Verdauung Ihres Kindes ist gereift, Blähungen sind normalerweise kein Thema mehr. Ihr Interesse gilt den deutlich sichtbaren Entwicklungsschritten Ihres Kindes: Erkennt es mich? Lächelt es? Wann dreht es sich vom Bauch auf den Rücken? In dieser Zeit sind viele Mütter ausgesprochen glücklich mit ihrem Kind und ihrer Rolle, wünschen sich, dass es immer so bleiben könnte.

Die nächsten Entwicklungsschritte

Zeit für feste Nahrung

Ungefähr im Alter von sechs Monaten erwacht bei den meisten Kindern das Interesse am Essen der Erwachsenen. Sie möchten alles probieren. Beim Anblick des Essens fängt das Kleine an zu strampeln, streckt die Arme aus und bekommt glänzende Augen. Es ist nun in der Lage, festere Nahrung zu sich zu nehmen und diese zu schlucken. Auch sein Nährstoffbedarf hat sich geändert. Das Signal, um Neues auszuprobieren, ist das Interesse des Kindes, nicht sein genaues Alter nach Kalendermonaten. Allerdings wird davon abgeraten, vor Vollendung des fünften Monats feste Kost einzuführen.

Das Interesse an dem Essen der Großen erwacht

Zusätzliche Kalorien und Eisen

Die erste feste Nahrung dient hauptsächlich zum Ausprobieren

Der erste Brei – eine ganz neue Erfahrung.

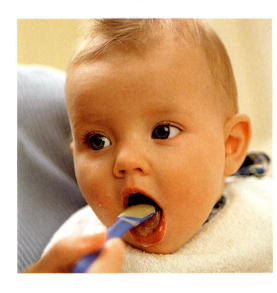

PRAXIS

Brei füttern – aber wie?

und Kennenlernen. Je nach Milchmenge benötigt Ihr Kind in dieser Altersstufe möglicherweise zusätzliche Kalorien. Die Mehrzahl der Kinder braucht außerdem zusätzlich Eisen, das für die Blutbildung wichtig ist. Ungefähr im Alter von sechs Monaten ist das gespeicherte Eisen allmählich aufgebraucht. Denn Muttermilch liefert nur eine begrenzte Menge Eisen, die der Körper allerdings sehr gut verwerten kann. Durch die feste Kost wird der in diesem Alter erhöhte Eisenbedarf des Kindes gedeckt. Wenn Sie im zweiten Halbjahr eher wenig Milch haben, sollten Sie überlegen, statt der Flasche lieber feste Nahrung einzuführen und gleichzeitig weiterzustillen. Manche Babys lehnen allerdings bis in den siebten, achten Monat alles andere als Muttermilch ab. Hier hilft es, das Baby immer wieder bei den Familienmahlzeiten zuschauen zu lassen und etwas anzubieten, ansonsten in Ruhe abzuwarten, bis es von selbst Interesse entwickelt.

Feste Kost hat andere Nährstoffe

Brei füttern – aber wie?

In der ersten Zeit ist es sinnvoll, immer zuerst die Brust und erst dann ein bis zwei Teelöffel feste Kost anzubieten. Diese Art der Ernährung ist eine völlig neue

---

Freude am Essen

In kleinen Schritten lernt Ihr Baby, an den gemeinsamen Mahlzeiten teilzunehmen. Es ist wichtig, dass Essen und Trinken – ebenso wie das Stillen – immer eine Quelle der Freude bleiben und die Mahlzeiten möglichst entspannt und ohne Druck ablaufen.

Erfahrung für Ihr Kind. Unmissverständlich wird es Ihnen zeigen, ob es ihm schmeckt, indem es seinen Mund bereitwillig öffnet oder sich wegdreht, das Gesicht verzieht und den Mund verschließt. Was und wie viel ein Baby essen möchte, ist von Kind zu Kind sehr unterschiedlich.

Klare Anzeichen, ob es dem Baby schmeckt

Was füttern?

▶ Die erste Nahrung geben Sie am besten püriert und relativ flüssig, später können es auch gröbere und festere Speisen sein. Füttern Sie zunächst nur kleine Mengen, damit sich die Verdauung Ihres Babys langsam und schonend umstellen kann und es nicht zu unangenehmer Verstopfung kommt.

▶ Indem Sie zunächst nur ein einziges Lebensmittel einführen, können Sie eine eventuelle allergische Reaktion frühzeitig und

Am Anfang nur kleine Mengen füttern

PRAXIS

Der erste Brei und weiterstillen

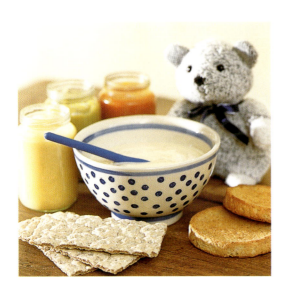

Ab dem siebten Monat ist es Zeit für feste Nahrung.

Kartoffeln, Apfelmus & Co. – für den Anfang am besten

eindeutig erkennen. Nach einer Woche fügen Sie ein weiteres Lebensmittel hinzu und kombinieren es mit dem ersten.
▶ Für den Anfang sind besonders geeignet: eine zerdrückte Kartoffel oder Banane, eine reife Birne oder ein Löffel Apfelmus, ungesüßter Getreidebrei (eventuell mit Muttermilch vermischt) und gedünstetes Gemüse (beispielsweise Kohlrabi, Kürbis, Zucchini, Fenchel, Karotten). Dies sollte so bald wie möglich mit eisenreichen Lebensmitteln kombiniert werden: Fleisch, Fisch, Eigelb (nicht bei Allergieneigung), Hülsenfrüchte und dunkelgrüne Blätter wie Spinat. Eisen aus Fleisch und Fisch wird am leichtesten verwertet. Die Aufnahme aus den anderen eisenreichen Lebensmitteln wird erhöht, wenn sie zusammen mit Fleisch, Fisch oder Vitamin-C-haltigen Lebensmitteln gegessen werden. Manche fertigen Getreidebreie sind bereits mit Eisen angereichert.
▶ Zu Unverträglichkeiten (beispielsweise Blähungen, Koliken, Allergien) führen am häufigsten Weizen, Kuhmilch, Kuhmilchprodukte, Eier und Zitrusfrüchte. Vermeiden Sie diese Lebensmittel am besten, bis Ihr Baby neun bis zwölf Monate alt ist.
▶ Industriell gefertigte Breie in Gläschen sind praktisch, aber ziemlich teuer und kein Muss. Nahrhafte und gesunde Mahlzeiten für Babys lassen sich relativ einfach aus der Familienküche entwickeln, beispielsweise indem Sie eine Portion Gemüse vor dem Würzen beiseite stellen.
▶ Wenn Sie Ihrem Kind nicht nur fein pürierte Breie geben, sondern auch gekochtes, mit der Gabel zerdrücktes Gemüse, gewöhnt es sich allmählich an das Kauen und an gröbere Speisen.
▶ Meiden Sie im ersten Lebensjahr Honig und zu viel Salz, Zucker oder zu fettes Essen. Möglichst naturbelassene Speisen sind am gesündesten.
▶ Zusätzliche Flüssigkeit benötigt Ihr Kind erst dann, wenn es seinen Durst nicht mehr ausschließlich durch Muttermilch löschen kann. Geben Sie ihm hauptsächlich Was-

Etiketten genau lesen

Gewöhnung an gröbere Speisen

PRAXIS
Brei füttern – aber wie?

Trinken aus der Tasse oder dem Becher

ser, auch Leitungswasser, falls dies von entsprechender Qualität ist. Es muss nicht abgekocht werden. Möglich ist auch ungesüßter Tee – aus einer Trinklerntasse oder aus einem Becher. Ein gestilltes Kind kann ohne den Umweg über eine Flasche direkt aus der Tasse trinken. Gleichzeitig saugt es weiter an der Brust, vielleicht weniger, eventuell auch noch unvermindert.

Wo und wann füttern?

Am besten füttern Sie auf dem Schoß

▶ Auf dem Schoß gefüttert, bekommt Ihr Baby auch weiterhin den wichtigen Körperkontakt. Außerdem geht weniger Essen daneben. Füttern in einer Babywippe ist dagegen ungünstig. Einen eigenen Essplatz oder einen Kinderhochstuhl braucht das Kind erst, wenn es schon (fast) allein sitzt und die ersten eigenständigen Essversuche mit dem Löffel macht.
▶ Sie können Ihr Baby während des Familienessens füttern oder – wenn es davon zu sehr abgelenkt wird – in Ruhe vorher oder nachher.

Wie viel füttern?

▶ Die Menge fester Nahrung, die Ihr Baby isst, wird in den ersten Wochen wahrscheinlich sehr gering sein. Hauptsächlich trinkt es Muttermilch. Zusätzlich bekommt es ein oder zwei Teelöffel feste Nahrung. Doch allmählich wird sich die Menge steigern. Wie beim Stillen achten Sie auch jetzt auf die Signale von Hunger oder Sattsein und zwingen Sie Ihr Baby keinesfalls, eine angebotene Speise aufzuessen.

Meistens ist der Übergang vom Stillen zu fester Nahrung fließend. Auf einmal merken Sie, dass Ihr Kind schon eine größere Portion isst und die Breimahlzeit nicht jedes Mal mit Stillen gekoppelt ist. Irgendwann wird Ihr Baby sich nicht mehr nur füttern lassen,

Die Portionen werden größer

Erhalten Sie die Freude am Essen.

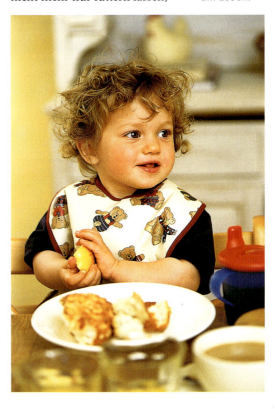

PRAXIS

Der erste Brei und weiterstillen

sondern will selbst essen. Die ersten Versuche mit dem Löffel gelingen besser in Ruhe, ohne Ablenkung. Natürlich geht am Anfang noch viel daneben. Günstig sind Lebensmittel, die Ihr Kind selbst halten kann, beispielsweise kleine Stücke Brot oder Obst. Am Anfang muss dieses weich sein, damit sich Ihr Kind nicht verschluckt. Mit dem Essen übt das Baby auch Geschicklichkeit und lernt, dass es selbst etwas dazu beitragen kann, satt zu werden.

Selbst essen will gelernt sein

Wie lange stillen?

Wie lange Sie insgesamt stillen möchten, können nur Sie selbst herausfinden. Sie brauchen diese Entscheidung nicht gleich am Anfang zu treffen. Und bedenken Sie: Beide Partner, Mutter und Kind, spielen dabei eine Rolle. Optimal ist es, das Baby in den ersten sechs Monaten ausschließlich an der Brust zu ernähren. Danach gibt es viele Gründe weiterzustillen und gleichzeitig allmählich feste Kost einzuführen. Muttermilch deckt bis weit in das Kleinkindalter einen beträchtlichen Teil des Kalorien- und Eiweißbedarfs, liefert Vitamine und Mineralstoffe und einen gewissen Immunschutz. Dies ist gerade für das ältere Kind bedeutsam, das mit vielen Keimen in Berührung

Weiterhin wertvolle Nährstoffe in der Muttermilch

kommt. Neben diesen rein gesundheitlichen Aspekten kommt längeres Stillen außerdem dem Bedürfnis des Kleinkinds nach enger und intensiver Beziehung mit der Mutter entgegen.

Auch auf die Gesundheit der Mutter wirkt sich längeres Stillen positiv aus. Die Brust kann sich langsam und damit schonend zurückbilden und der Schutz gegen Osteoporose, Brust- und Eierstockkrebs nimmt mit jedem Stillmonat zu.

Sechs Monate und länger

Daher empfehlen nationale und internationale Fachorganisationen, im ersten halben Jahr ausschließlich zu stillen und danach neben fester Nahrung bis zur Vollendung des ersten oder zweiten Lebensjahres weiterzustillen, anschließend solange Mutter und Kind dies möchten.

Vielen Mutter-Kind-Paaren ist es möglich, so lange zu stillen, und es tut ihnen gut. Andere sind froh, wenn sie für drei, sechs oder acht Monate stillen. Nicht jede Mutter kann oder möchte verwirklichen, was theoretisch optimal wäre. Vielleicht haben Sie früher das Bedürfnis, aktiv abzustillen. Oder Sie würden zwar gern weiter stillen, können es aber aufgrund von

Etwa sechs Monate ausschließlich stillen

PRAXIS
Wie lange stillen?

Schwierigkeiten nicht mehr. Dann versuchen Sie es positiv zu sehen. Dass Sie so lange gestillt haben, ist entscheidend und wertvoll. Auch wenige Tage, Wochen oder Monate Muttermilch und die mit dem Stillen verbundenen Erfahrungen sind kostbar.

Stillen des Kleinkindes

Ein Kind zu stillen, das bereits krabbelt oder läuft, ist ein völlig anderes Erlebnis als das Stillen eines Neugeborenen. Ein älteres Kind saugt nicht mehr so oft, so lange und regelmäßig an der Brust wie ein kleines Baby. Es geht nicht mehr primär darum, satt zu werden, sondern eher um die Nähe zur Mutter.

Tagsüber ist das Kleinkind vor allem damit beschäftigt, seine Umwelt zu erobern. Voll Neugier macht es sich auf Entdeckungsreise. Zwischendurch kehrt es aber immer wieder zum vertrauten Hafen zurück, um Sicherheit und Ermutigung zu spüren. Dieses Verhalten – sich entfernen und zurückkommen – ist jahrelang in unterschiedlichen Formen zwischen Eltern und Kindern zu beobachten.

Stillen ist auch eine Möglichkeit, auf Kummer oder Schmerzen des Kindes einzugehen. Ein Kleinkind fällt oft hin, erschrickt

Die Nähe zur Mutter ist jetzt das Wichtigste

Stillen, um Trost zu schenken

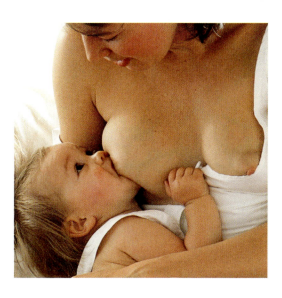

durch plötzlichen Lärm oder ist schlichtweg übermüdet. An der Brust zu saugen und den intensiven Kontakt zur Mutter zu spüren hilft in solchen Situationen, das verlorene Gleichgewicht und das Selbstvertrauen wiederherzustellen. Auch bei Krankheiten oder medizinischen Eingriffen, Operationen und Krankenhausaufenthalt kann Stillen für das Kind eine große Hilfe sein.

Die Umwelt reagiert zum Teil negativ auf das Stillen eines Kleinkindes. Doch bedenken Sie: Auf negative Bemerkungen Außenstehender müssen Sie nicht reagieren.

Auch größere Kinder genießen die Geborgenheit an der Brust.

Die Beziehung ändert sich

Im Laufe des zweiten Lebensjahres wird das Stillen immer priva-

PRAXIS

Der erste Brei und weiterstillen

> **TIPP!**
>
> ### Jetzt sind andere Grenzen angebracht
>
> In den ersten Monaten sind Sie voll und ganz auf die Bedürfnisse Ihres Kindes eingegangen. Diese sind nach wie vor wichtig, aber zusätzlich braucht Ihr Kind jetzt auch Grenzen. Ein regelmäßiger, immer gleich bleibender Tagesablauf und eine klare Ordnung im Umfeld des Kindes werden zunehmend wichtiger. Sie werden auch Nein sagen müssen. Fangen Sie mit wenigen eindeutigen Situationen an – etwa die Herdplatten nicht zu berühren, ob eingeschaltet oder nicht. Wichtig ist, dass Sie ein Nein durchhalten – liebevoll, aber eindeutig und konsequent.

Klare Strukturen werden immer wichtiger

ter. Meist finden Mutter und Kind sogar ein eigenes Wort dafür. Das Kleinkind wird zumeist nur sehr kurz angelegt, vielleicht etwas länger morgens, abends vor dem Einschlafen und nachts. Viele Mütter genießen diese innigen Minuten der Nähe.

Das Stillen verändert sich

Beim Stillen des Kleinkindes gibt es auch Grenzen. Wenn Ihnen zu langes Saugen körperlich unangenehm ist oder Sie das Stillen in einer bestimmten Situation unpassend finden,

übergehen Sie Ihre Empfindungen nicht, erklären Sie es Ihrem Kind und finden Sie einen gangbaren Weg für beide. Mit zunehmendem Alter des Kindes ist es möglich, die Erfüllung des Stillwunsches zu begrenzen oder auf einen späteren Zeitpunkt, etwa abends im Bett, zu verschieben. Auch in dieser Phase spielen die Bedürfnisse beider eine Rolle.

In der Stillzeit wieder schwanger

Was tun, wenn Sie während der Stillzeit erneut schwanger werden? Generell besteht deshalb kein Grund abzustillen, wenn Sie und Ihr Kind weiter stillen möchten. Dies kann für Sie beide stimmig sein und es gibt aus medizinischer Sicht weder für das Ungeborene noch für die Mutter Bedenken. Die einzige Ausnahme sind ausgeprägte vorzeitige Wehen. In diesem Fall ist ein sanftes Abstillen die beste Lösung für alle.

Stillen ist auch während der Schwangerschaft möglich

Wenn Sie während der Schwangerschaft gestillt haben, kann es sich ergeben, dass Sie Ihr älteres Kind auch nach der Geburt des Babys weiterstillen. Kontakt mit Müttern, die das auch machen oder gemacht haben, ist als Unterstützung sinnvoll.

Abstillen

Ein neuer Lebensabschnitt

Das Abstillen ist – wann immer es stattfindet – nach der Geburt die zweite Abnabelung des Babys von der Mutter. Das Ende eines Lebensabschnitts und der Beginn eines neuen zeichnen sich deutlich ab. Wie beim Stillen insgesamt müssen auch beim Abstillen die Bedürfnisse beider Partner neu betrachtet und berücksichtigt werden.
Jede Abstillgeschichte ist auf ihre Art einzigartig. Einige allgemeine Hinweise können lediglich als Hilfestellung dienen.

Das Stillen natürlich ausklingen lassen

Das Stillen langsam von selbst ausklingen zu lassen ist der sanfteste und zugleich natürlichste Weg. Die Mutter folgt den Signalen des Kindes und geht auf sein Saugbedürfnis ein.
Die Häufigkeit der Stillmahlzeiten variiert von Kind zu Kind sehr stark, aber im Allgemeinen werden die Stillzeiten nach und nach seltener und kürzer. Die meisten Mütter erinnern sich nicht genau, wann das Stillen endgültig aufgehört hat. Irgendwann werden mehrere Tage bis zum nächsten Stillwunsch verstreichen und irgendwann war es das letzte Mal. Das Kind ist satt geworden, nicht nur von der Muttermilch, sondern auch von der Erfahrung des Saugens an der Brust. Nun wendet es sich verstärkt anderen Erfahrungen zu.

Das Kind ist satt und will Neues entdecken

Die Brust verändert sich

Wenn Sie immer weniger stillen, geht – nach dem Prinzip von Angebot und Nachfrage – auch die Milchbildung langsam zurück und das Drüsengewebe wird allmählich wieder kleiner. In der späteren Stillphase ist die Brust ohnehin nicht mehr so groß wie am Anfang. Sie bildet aber weiterhin Milch nach Bedarf. Am Ende eines langsamen, für Sie

Langsames Abstillen schont die Brüste

WICHTIG

Behutsames Vorgehen

Bieten Sie Ihrem Kind die Brust nicht mehr aktiv an, lehnen Sie aber seinen Wunsch, gestillt zu werden, auch nicht ab. So wird das Stillen allmählich weniger.

PRAXIS

Abstillen

schonenden Abstillprozesses erreicht das Drüsengewebe zwar sein Ausgangsvolumen, aber das Fettgewebe und damit die Brust können noch etwas kleiner sein als vor der Schwangerschaft. Nach dem Abstillen baut sich das Fettgewebe allmählich auf und die Brust bekommt wieder ihre gewohnte Größe.

Die Größe der Brust verändert sich

Das Abstillen aktiv einleiten

Der Wunsch, die Stillbeziehung zu beenden, kann auch von der Mutter kommen und sollte ernst genommen werden. Auch wenn das Abstillbedürfnis nicht vom Kind ausgeht, kann es von der Brust entwöhnt werden, ohne

darunter zu leiden. Sie sollten dann mit Geduld und, wenn möglich, langsam abstillen. Gehen Sie von einer längeren Umgewöhnungszeit aus und lassen Sie sich fachkundig beraten.

Abstillen unter einem Jahr

Es ist sehr unwahrscheinlich, dass ein Baby das Interesse am Stillen im Laufe des ersten Jahres von selbst verliert. In diesem Alter kommt es mit dem Abstillen meist besser zurecht, wenn ihm ein Saugersatz – ein adäquates Muttermilchersatzprodukt in der Flasche – angeboten wird, da sein Saugbedürfnis noch sehr stark ausgeprägt ist.

Alles, was Sie über die Bedürfnisse eines Babys wissen, kommt Ihnen auch zugute, wenn Sie nicht mehr stillen. Sie gehen weiterhin auf die körperlichen und seelischen Bedürfnisse Ihres Kindes ein, wenn
▶ Sie es immer im Arm füttern (abwechselnd im rechten und linken Arm, um die Entwicklung der Augen zu fördern)
▶ nur ein oder zwei Bezugspersonen Ihr Baby füttern
▶ Sie auf die Signale Ihres Babys achten und es lange genug und kräftig saugen lassen.
Betrachten Sie die ersten Versuche als Einladung, die Flasche auszuprobieren. Falls Ihr Kind die Flasche vollkommen ablehnt,

Auch nach dem Abstillen die Bedürfnisse des Kindes erfüllen

> **TIPP!**
> ### Abstillen – langsam und liebevoll
> Das Abstillen gelingt am besten, wenn Sie sich in dieser Zeit besonders intensiv mit Ihrem Kind beschäftigen. Es nimmt Abschied von der Brust, aber nicht von Ihrer Person. Es geht nicht darum, das Kind innerhalb kürzester Zeit, sondern möglichst liebevoll und schmerzlos von der Brust zu entwöhnen.

Abschied von der Brust, aber nicht von der Mutter

PRAXIS
Das Abstillen aktiv einleiten

bieten Sie ihm darin abgepumpte Muttermilch an. Dann ist nicht alles fremd. Halten Sie Ihr Baby am Anfang anders als in der gewohnten Stillposition. Bei deutlicher Ablehnung der Flasche geben Sie ihm kurz die Brust und probieren es anschließend noch einmal mit der Flasche.

Schritt für Schritt umgewöhnen

Hat sich Ihr Kind erst einmal an die Flasche gewöhnt, können Sie langsam jeweils eine Brustmahlzeit durch die Flasche ersetzen. Oder Sie bieten Ihrem Baby bei jeder Stillmahlzeit zuerst die Flasche an. Auch wenn es nur kleine Mengen aus der Flasche trinkt, wird durch dieses Vorgehen Ihre Milch allmählich weniger.
Lassen Sie zwischen den einzelnen Schritten immer ein paar Tage verstreichen, damit die Umstellung für Ihr Kind und für Ihre Brüste nicht zu abrupt ist.

Schnelles Abstillen

Lindernde Maßnahmen für volle Brüste

Wenn Sie gezwungen sind, schnell oder plötzlich abzustillen, beispielsweise wegen einer schweren Krankheit, benötigen Sie und Ihr Kind seelische Unterstützung und Sie lindernde Maßnahmen für Ihre Brüste (Seite 49). Für den Übergang kann es notwendig sein, die Brust von Hand oder mit einer Pumpe zu entleeren. Es ist möglich, dass Sie mehr oder weniger starke Spannungsgefühle und Stauungen in der Brust verspüren. Auch einige Zeit danach bemerken Sie vielleicht, dass Sie noch Milch in der Brust haben. Doch seien Sie unbesorgt, dies wird sich von selbst geben.

Keine falschen »Hilfsmittel«

Auch wenn das Abstillen Ihnen als Mutter sehr wichtig ist, führen Sie Ihr Kind schonend in die neue Art der Ernährung ein. Bieten Sie ihm die Flasche nur dann an, wenn Sie in guter Stimmung sind und es gelassen betrachten können, ob Ihr Baby die Flasche annimmt oder nicht. So kommt es nicht zu andauerndem Frust oder zum Machtkampf. Es ist beispielsweise für Ihre Beziehung ungünstig, dem Kind für mehrere

Nehmen Sie sich gerade beim Abstillen viel Zeit für Ihr Kind.

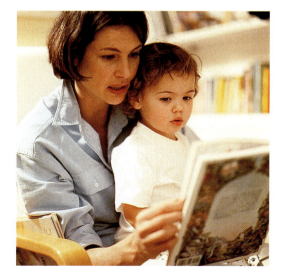

PRAXIS

Abstillen

Stunden die Brust zu verweigern in dem Glauben, dass es danach eher bereit ist, die Flasche zu nehmen. Lassen Sie es nicht deswegen weinen.

Wenn Ihr Baby noch den Wunsch nach der Brust zeigt, bedeutet das nicht, dass es sich »wieder durchgesetzt« hat. Das Loslassen ist für Ihr Baby nicht lcicht. Es braucht Ihre liebevolle Begleitung, um sich in die neue Situation einfinden zu können.

▶ Eine Abstilltablette, die die Milchbildung medikamentös unterdrückt, würde das Problem nicht lösen, da Ihr Baby sich noch nicht an eine andere Ernährungsform – feste Nahrung oder die Flasche – gewöhnt hat. Außerdem können derartige Tabletten unerwünschte Nebenwirkungen haben und führen zu einem körperlich belastenden plötzlichen Rückgang der Milch.

Abstilltabletten sind keine Lösung

▶ Dem oft wohlmeinenden Rat, zum Abstillen ein Wochenende ohne Baby wegzufahren, sollten Sie nicht folgen. Denn eine solche Trennung bedeutet für Sie den Stress voller Brüste ohne Entleerung und damit verbunden die Gefahr von Milchstau. Und für das Baby bedeutet es den gleichzeitigen Verlust der Mutter und der vertrauten Brust. Sehr schnelles Abstillen kann durch die Hormonumstellung bei Ihnen außerdem ein Stimmungstief hervorrufen. Schnelle Lösungen scheinen manchmal verlockend, aber tragfähig und schonend sind nur allmähliche Veränderungen.

Gefühle beim Abstillen

Viele Frauen haben gegenüber dem Abstillen gemischte Gefühle, unabhängig davon, ob sie selber die Initiative ergriffen haben oder ob das Kind den ersten Schritt in diese Richtung getan hat.

Freude und ein bisschen Wehmut?

Das Abstillen ist genau wie die Geburt ein weiterer Schritt in Richtung Unabhängigkeit des Kindes von seiner Mutter – und umgekehrt. Als Mutter freuen Sie sich auf der einen Seite über die Entwicklung Ihres Kindes, auf der anderen Seite sind Sie möglicherweise über den Verlust dieser unwiederbringlichen Zeit traurig. In manchen Fällen verliert das Kind das Interesse, bevor die Mutter das Gefühl hat, es sei so weit. Bei einem abrupten, eventuell sogar unerwünschten Abstillen ist die Trauer vielfach noch stärker. Sie brauchen Zeit, um das (plötzliche) Ende der Stillbeziehung zu verarbeiten. Versuchen Sie sich an die schönen Erfahrungen zu erinnern. Das hilft, mit der neuen Situation zurecht zu kommen. Zumeist anders empfinden Frau-

Tragfähig: ein langsamer Übergang

en, die nach größeren Stillschwierigkeiten und längeren Versuchen an einen Punkt gelangt sind, an dem sie einen Schlussstrich ziehen wollen. Sie sind zu dem Ergebnis gekommen, dass es für sie und ihre Familie besser ist, die anstrengenden Bemühungen mit ungewissem Ausgang zu beenden. Sich zum Abstillen durchzuringen kann dann sogar eine Erleichterung sein und vielleicht gestaltet sich das Familienleben danach entspannter.

Ein neuer Lebensabschnitt

Mit dem Ende der Stillzeit beginnt eine neue Phase in der Mutter-Kind-Beziehung. In der Stillzeit haben Sie das Zutrauen gewonnen, dass Sie auf die wesentlichen Bedürfnisse Ihres Kindes eingehen können. Sein Wunsch nach Bindung, Verständigung, körperlicher und seelischer Nahrung bleibt natürlich auch nach dem Abstillen bestehen, bekommt jedoch mit fortschreitendem Alter eine andere Gestalt.

In der Stillzeit haben Sie Ihrem Kind vor allem beim Stillen Geborgenheit und Nähe gegeben. Später geben Sie ihm diese Nähe auf andere Weise – im Gespräch, in Umarmungen oder nachts im Bett. Ihre Verständigung hat mit

Weiterhin körperliche und seelische Nahrung

den Signalen des Babys für Hunger und Sattsein begonnen. Im Laufe der Zeit ist die Kommunikation zwischen Ihnen und Ihrem Kind um Gesten und Sprache erweitert worden.

Beim Stillen wie auch später ist das Kind aktiv beteiligt. Es braucht die Unterstützung des Erwachsenen, aber das Wesentliche erarbeitet es sich selbst. Vielleicht haben Sie die Stillzeit als unkompliziert und harmonisch erlebt und blicken auf erfüllte Monate oder Jahre zurück. Vielleicht aber sahen Sie sich ernsten Schwierigkeiten gegenüber und sind gerade dadurch besonders eng mit Ihrem Kind zusammengewachsen. In beiden Fällen war es Ihre ganz persönliche Geschichte, die Ihnen immer in Erinnerung bleiben wird.

Eine bleibende Erinnerung: Ihre eigene Geschichte

Beim Stillen gelernt – später angewandt

Stillen ist ein ständiges Hin und Her zwischen Nähe und Loslassen. Das Kind meldet sich, saugt und lässt wieder los. Später wird sich das in unterschiedlicher Form wiederholen. Sie werden auf die Bedürfnisse Ihres Kindes eingehen, es halten und »nähren« und anschließend wieder gehen lassen.

Zum Nachschlagen

Bücher, die weiterhelfen

Bumgarner, N.: *Wir stillen noch.* Über das Leben mit gestillten Kleinkindern. La Leche Liga Deutschland, München

von Cramm, D.: *Richtig essen in der Stillzeit.* GRÄFE UND UNZER VERLAG, München

von Cramm, D. und Schmidt, E.: *Unser Baby – das erste Jahr.* GRÄFE UND UNZER VERLAG, München

Hormann, E.: *Stillen eines Adoptivkindes und Relaktation.* La Leche Liga Deutschland, München

Kirkilionis, E.: *Ein Baby will getragen sein.* Alles über geeignete Tragehilfen und die Vorteile des Tragens. Kösel Verlag, München

Kitzinger, S.: *Wenn mein Baby weint.* Praktische Hilfe und Informationen für Eltern. Kösel Verlag, München

Kruppa, K. und Holubowsky, A.: *Babys wissen, was sie brauchen ... und Eltern auch.* Herder Verlag, Freiburg

Klaus, M. und Klaus, P.: *Das Wunder der ersten Lebenswochen.* Goldmann, München

Pighin, G. und Simon, B.: *Babys erstes Jahr.* So bleibt Ihr Kind gesund und munter. GRÄFE UND UNZER VERLAG, München

Pulkinnen, A.: *PEKiP: Babys spielerisch fördern.* GRÄFE UND UNZER VERLAG, München

Sears, W.: *Das »24-Stunden-Baby«.* Kinder mit starken Bedürfnissen verstehen. La Leche Liga Schweiz, Zürich

Sears, W.: *Schlafen und Wachen.* Ein Elternbuch für Kindernächte. La Leche Liga Schweiz, Zürich

Voormann, C. und Dandekar, G.: *Babymassage.* GRÄFE UND UNZER VERLAG, München

Quellen

Guóth-Gumberger, M. und Hormann, E.: *Stillen.* Rat und praktische Hilfe in allen Phasen der Stillzeit. GRÄFE UND UNZER VERLAG, 2000, *sowie die darin angegebene Fachliteratur.*

Adressen, die weiterhelfen

Deutschland

Arbeitsgemeinschaft Freier Stillgruppen (AFS)
Bornheimer Straße 100
53119 Bonn
www.afs-stillen.de

Berufsverband Deutscher Laktationsberaterinnen IBCLC* e.V. (BDL)
(*International Board Certified Lactation Consultant)
Hildesheimer Straße 1
30880 Laatzen
www.bdl-stillen.de

Bund deutscher Hebammen e.V. (BDH)
Gartenstraße 26
76133 Karlsruhe
www.bdh.de

Bund freiberuflicher Hebammen Deutschlands e.V. (BFHD)
Kasseler Straße 1a
60486 Frankfurt
www.bfhd.de

La Leche Liga Deutschland e.V. (LLLD)
Dannenkamp 25
32479 Hille
www.lalecheliga.de

Adressen, die weiterhelfen

Nationale Kontakt- und Informationsstelle zur Anregung und Unterstützung von Selbsthilfegruppen (NAKOS)
Wilmersdorfer Straße 39
10627 Berlin
www.nakos.de

Verein zur Unterstützung der WHO/UNICEF-Initiative »Stillfreundliches Krankenhaus« (BFHI) e.V.
Homburger Straße 22
50969 Köln
www.stillfreundlicheskranken-haus.de

Österreich

Hebammen-Zentrum
Lazarettgasse 6/2/1
1090 Wien
www.hebammenzentrum.at

La Leche Liga Österreich (LLLÖ)
Postfach
6240 Rattenberg
www.lalecheliga.at

Service und Information für Gesundheitsinitiativen und Selbsthilfegruppen (SIGIS)
c/o Fond Gesundes Österreich
Mariahilferstraße 176/5
1150 Wien
www.fgoe.org/Selbsthilfe SIGIS

Österreichisches Hebammengremium
Postfach 438
1060 Wien
www.hebammen.at

Verband der Still- und Laktationsberaterinnen Österreichs IBCLC (VSLÖ)
Lindenstraße 20
2362 Biedermannsdorf
www.stillen.at
(auch Adressen stillfreundlicher Krankenhäuser)

Schweiz

Berufsverband Schweizerischer Stillberaterinnen IBCLC (BSS)
Postfach 686
3000 Bern 25
www.stillen.ch
Koordination und Förderung von Selbsthilfegruppen in der Schweiz
Laufenstrasse 12
4053 Basel
www.kosch.ch

La Leche Liga Schweiz (LLLCH)
Postfach 197
8053 Zürich
www.stillberatung.ch

Schweizerischer Hebammenverband
Rosenweg 25 C
3000 Bern 23
www.hebamme.ch

Schweizerischer Verband der Mütterberaterinnen (SVM)
Elisabethenstrasse 16
8036 Zürich
www.muetterberatung.ch

Sonstige

Verband Europäischer Laktationsberaterinnen (VELB)
Brünigstraße 12
Postfach 139
6055 Alpnach-Dorf/Schweiz
www.velb.org

Verband der Still- und Laktationsberaterinnen Südtirols
Marconistraße 19
39044 Neumarkt/Italien
www.stillen.it

Initiativ Liewensufank
20, rue de Contern
5955 Itzig, Luxemburg
www.liewensufank.lu

Sachregister

Abstillen 49, 119–123
Abstillmedikamente 49, 122
Abstilltablette 49, 122
Abwehrstoffe 16
Adoptivstillen 109
Alkohol 108
Allein erziehend 18, 88–90
Allergien 16, 103–104, 114
Allergiezeichen 104
Ambulante Entbindung 27
Anlegen, aktiv 25
Anlegen, erstes 25
Anlegen, korrektes 14, 29, 32–33
Anlegeschwierigkeiten 44
Antibiotika, stillverträgliche 99
Arbeitsgemeinschaft Freier
    Stillgruppen (AFS) 70
Atemwegsinfekte 17
Aufstoßen lassen 39
Augenentzündung 105
Ausnahmesituationen 109
Ausscheidungen 35, 59
Autositze 79

Babynahrung, künstliche 11, 47
Babysitter 80
Behinderungen 109
Beratung 70–71
Berufstätigkeit 90–92
Beruhigungssauger, siehe Schnul-
    ler
Bewusstseinsstadien des Babys 50
Bilirubin 48
Bindungsaufbau 8–11, 22
Brei 112–116
Brust, weibliche 13–14, 19
Brustentleerung durch Pumpen
    81
Brustentleerung von Hand 80–81
Brustentzündung 99–100
Brusternährungsset 47, 107
Brustgröße 14
Brusthütchen 45, 96, 106

Brustoperation 19, 109
Brustwarzen 13–14, 19, 35
Brustwarzen, wunde 94–96
Brustwarzenformer 97
Brustwarzenhöfe 14, 35
Brustwarzenschutz 106

C-Griff 29

Dammschnitt 18, 23
Drillinge 108
Drüsengewebe 13–14, 120
Durchfall 17, 105

Eisen 112–113
Eiweiß 16
Elektrische Pumpen 81–82
Enzyme 16
Ernährung der Mutter 69, 76–77
Erziehung 69–70

Familienplanung 86–88
Fehler 35–36
Feste Nahrung 112–116
Fettgehalt 37
Fettgewebe 14
Fettsäuren, ungesättigte 16
Fieber 105
Fingerfütterung 46
Flachwarzen 19, 97–98
Flaschenfütterung 11, 19, 34,
    120–121
Fremdeln 53
Frühgeburt 108
Füttern, mit Becher 48, 107
Füttern, mit Löffel 48, 107, 120

Gebärmutterkontraktionen 34
Geburt 8, 18, 22–25, 27
Geburt, ambulant 27
Geburtsort 19
Geburtstraumata 68
Geburtsvorbereitungskurse 18
Genussmittel 108
Geschlechtsverkehr 86–88
Geschwister 92

Gewichtsentwicklung 35, 46, 100
Gewichtszunahme 43, 46,
    100–102
Grenzen setzen 69–70, 118
Großeltern 92–93

Handpumpen 81–82
Harnwegsinfekte 17
Hausgeburt 27
Haushalt 18, 75–76
Hebammen 18–19, 23, 70, 89
Hilfe 70–71
Hilfsmittel zum Zufüttern 107
Hintermilch 58
Hohlwarzen 19, 97–98
Hormone 14–15
Hungersignale 17, 36–37
Husten 105
Hygiene 82–83

IBCLC (International Board
    Certified Lactation Consultant)
    70, 124
Immunschutz 16, 116
Internetadressen 71, 124–125

Kaffee 108
Kaiserschnitt 25–26, 41–42
Kalorien 112–113
Kinderkrankenschwestern 27, 70
Koliken 68–69
Kolostrum 11, 16, 38, 42
Körpersprache 51
Krankenhäuser, stillfreundliche
    19
Krankenschwestern 70
Krankheiten 105
Krebs 17, 116

La Leche Liga (LLL) 70, 124–125
Lagerungskissen 106
Laktations-Amenorrhoe-
    Methode (LAM) 87
Laktationsberaterinnen 70
LAM (Laktations-Amenorrhoe-
    Methode) 87

Sachregister

Massage 73
Mastitis 99–100
Medikamente, stillverträgliche 18, 42, 99, 107–108
Milch aufbewahren 80–83
Milch sammeln 80–81
Milch, zu viel 100–101
Milch, zu wenig 101–103
Milchbildung 13–15, 77
Milchbildungshormon 15
Milchbildungstees 77
Milchbläschen 13–15
Milcheinschuss 28, 42–43
Milchgänge 13, 15
Milchmenge 37
Milchmenge steigern 102
Milchspendehormon 15
Milchspendereflex 15–16, 34, 82, 100
Milchstau 98–99, 122
Milchzucker 16, 100
Mittelohrentzündung 17, 62
Mütterberaterinnen 70
Muttermilch 16
Muttermilchersatzprodukte 11, 47
Muttermilchstuhl 59
Mutterschutz 90

Nährstoffbedarf 112
Narkose 26
Narkosemittel 41
Neugeborenengelbsucht 28, 48
Neugeborenenmilch, siehe Kolostrum

Osteoporose 17, 116
Oxytozin 15

Partnerschaft 85
Periduralanästhesie (PDA) 25
Phototherapie 48
Pilzinfektion 62, 96–97
Plazenta 14
Plötzlicher Kindstod (SIDS) 64
Probleme 94–109
Professioneller Rat 70–71

Prolaktin 15, 63, 73
Pumpen 36, 81–83, 91

Rauchen 69, 108
Reflexe 14, 33
Regelblutung 88
Relaktation 109
Rooming-in 19, 24, 40
Rückenhaltung 25–26, 30–31, 41

Saugen zum Trost 58
Saugen, richtiges 33–34
Sauger, künstliche 34, 45
Saugprobleme 34, 45–46
Saugschluss lösen 39
Saugtraining 46
Saugverwirrung 45
Schalensitze 79
Schlafbedürfnis 38, 50, 63, 65
Schlafrhythmus 65
Schlaftrainingsprogramme 65
Schlafumgebung, sichere 64
Schluckreflex 14
Schmerzmittel, stillverträgliche 18, 42, 99, 108
Schnuller 19, 34, 45, 61–63
Schnupfen 105
Schreiambulanz 68
Schwangerschaft 14
Schwangerschaft, erneute 118
Schwierigkeiten 44–45, 94–109
Seitenhaltung 30
Seitenlage 25, 31, 40
Seitenwechsel 58
Selbsthilfegruppen 109
Sexualität 85, 86–88
SIDS, Plötzlicher Kindstod 64
Soor 62, 96–97
Spalte (Lippen-, Kiefer-, Gaumen-) 46, 109
Sport 73
Spritze 47
Spucken 40
Stillberatung 18, 70–71

Stilldauer 116–117
Stilleinlagen 106
Stillen, erstes 23–25
Stillen, im Liegen (Rückenlage) 25
Stillen, im Liegen (Seitenlage) 31
Stillgruppen 18, 71
Stillhaltungen 29–32
Stillhäufigkeit 38, 57
Stillhilfsmittel 106
Stillhormone 12, 15
Stillkissen 106
Stillmahlzeiten 38, 57
Stillrhythmus 57–59
Stillstreik 104–105
Stillvorbereitungskurse 18
Stress 73–74

Tee 61, 108
Tragehilfen 78–79

Vater 18, 78, 83–85
Vegetarier 77
Verhütung 86–88
Vitamin-D-Mangel 61
Vitamine 61
Vollnarkose 26
Vordermilch 58

Wachstumshormone 16
Wachstumsschübe 60
Wasser 61
Wecken 38–39, 65
Weinen 37, 44, 53, 66–68
Wiegehaltung 25, 30, 41
Wochenbett 25–26, 43, 49
Wochenfluss 34
Wunde Brustwarzen 28, 94–96

Zellen, lebende 16
Zellen, milchbildende 14
Zigarettengriff 35
Zufüttern 19, 46–48, 102–103
Zungenbändchen 46
Zwillinge 108

Impressum

© 2004 GRÄFE UND UNZER VERLAG GMBH, München.
Alle Rechte vorbehalten. Nachdruck, auch auszugsweise, sowie Verbreitung durch Film, Funk, Fernsehen und Internet, durch fotomechanische Wiedergabe, Tonträger und Datenverarbeitungssysteme jeder Art nur mit schriftlicher Genehmigung des Verlages.

Programmleitung:
Ulrich Ehrlenspiel
Redaktion:
Monika Rolle
Lektorat:
Dr. Beatrix Müller-Kapuscinski
Bildredaktion:
Natascha Klebl
Umschlaggestaltung:
independent medien-design
Innenlayout:
Heinz Kraxenberger
Herstellung:
Petra Roth
Satz:
EDV-Fotosatz Huber/Verlagsservice G. Pfeifer, Germering
Repro: Repro Ludwig, Zell am See
Druck: Appl, Wemding
Bindung: Sellier, Freising

ISBN(10)   3-7742-6387-6
ISBN(13) 978-3-7742-6387-1

Auflage 4.   3.
        2007 2006

Ein Unternehmen der
GANSKE VERLAGSGRUPPE

Fotoproduktion:
Anna Peisl
Illustrationen:
Heidemarie Vignati

Weitere Fotos:
Bilderberg: Seite 12, 22. **Corbis:** Seite 10, 35, 64. **Didymos:** Seite 75, 79. **Getty:** Seite 2, 4, 9, 20, 121. **GU:** Seite 3, 50, 110 (A. Anders), 76, 88 (R. Schmitz), 86, 112, 114, 115 (S. Seckinger). **Mauritius:** Umschlag hinten, Seite 3, 54, 83, 93, 109, 117. **PicturePress/Marina Raith:** Umschlag vorn. **Righard, Lennart:** Seite 24, 25. **Zefa:** Seite 74.

Die **GU**-Homepage finden Sie im Internet unter **www.gu-online.de**

Wichtiger Hinweis

Dieses Buch bietet aktuellen und fachlich kompetenten Rat für alle Phasen der Stillzeit. Alle Angaben wurden von den Autorinnen nach bestem Wissen erstellt und mit größtmöglicher Sorgfalt geprüft. Es ist Ihre Entscheidung in eigener Verantwortung, ob und wie weit Sie die in diesem Buch dargestellten Methoden, Pflege- und Vorbeugemaßnahmen anwenden möchten. Weder Autorinnen noch Verlag können für eventuelle Nachteile oder Schäden, die aus den im Buch gegebenen Hinweisen resultieren, eine Haftung übernehmen.
Handeln Sie stets vorsichtig und verantwortungsbewusst. Wenn Sie unsicher sind oder unvorhersehbare oder unklare Begleitumstände auftreten, wenden Sie sich an Ihre Hebamme, Ihre Laktationsberaterin oder Ihren Arzt!
Bei allen Berufsgruppen sind selbstverständlich immer beide Geschlechter gemeint.

Umwelthinweis
Dieses Buch wurde auf chlorfrei gebleichtem Papier gedruckt. Um Rohstoffe zu sparen, haben wir auf Folienverpackung verzichtet.

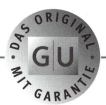

Das Original mit Garantie

Ihre Meinung ist uns wichtig. Deshalb möchten wir Ihre Kritik, gerne aber auch Ihr Lob erfahren. Um als führender Ratgeberverlag für Sie noch besser zu werden. Darum: Schreiben Sie uns! Wir freuen uns auf Ihre Post und wünschen Ihnen viel Spaß mit Ihrem GU-Ratgeber.

Unsere Garantie: Sollte ein GU-Ratgeber einmal einen Fehler enthalten, schicken Sie uns das Buch mit einem kleinen Hinweis und der Quittung innerhalb von sechs Monaten nach dem Kauf zurück. Wir tauschen Ihnen den GU-Ratgeber gegen einen anderen zum gleichen oder ähnlichen Thema um.

GRÄFE UND UNZER VERLAG
Redaktion Partnerschaft & Familie
Postfach 86 03 25
81630 München
Fax: 089/4 19 81-113
e-mail: leserservice@
graefe-und-unzer.de

Dank

Für die sorgfältige Durchsicht des Manuskripts und wertvolle Beiträge danken wir den Hebammen Andrea Hackl, Britta Schwarz und Iris Winkler-Aga, IBCLC, der Kinderkrankenschwester Barbara Kämmerer, IBCLC, sowie den Müttern Annett Bloch, Andrea Bürzle, Maria Grimm, Alexandra Hormann, Marion Huber-Eck, Martina Oeckl, Verena Peter und Tanja Thalhammer sowie Rudi Gumberger.